超一流は、なぜ、食事にこだわるのか？

千田琢哉
Takuya Senda

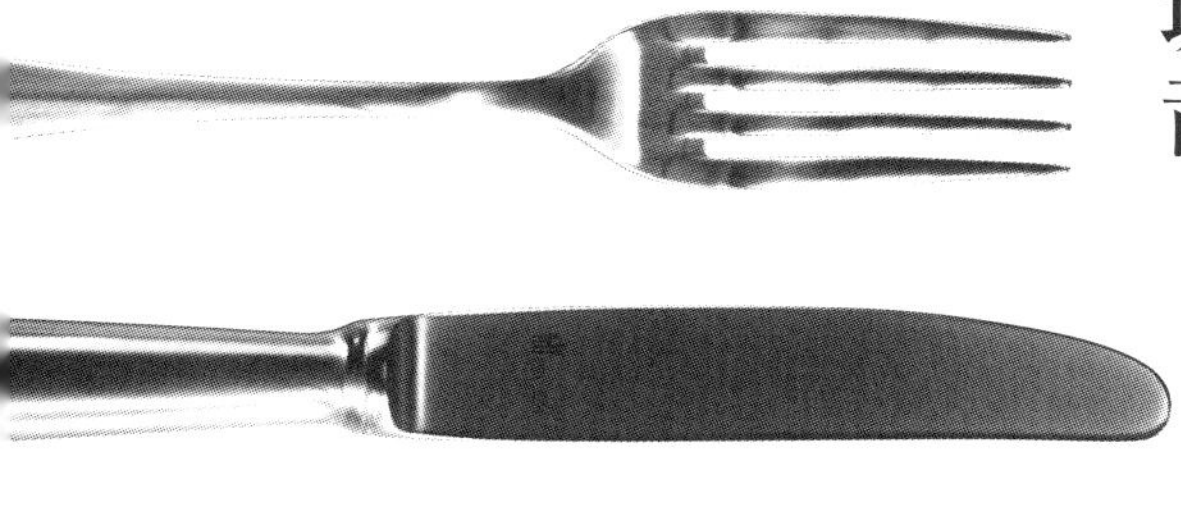

SOGO HOREI Publishing Co., Ltd

Prologue

食事を変えると、人生が変わる

私はこれまで経営コンサルタントとして、3000人以上のエグゼクティブたちと対話をしてきた。

エグゼクティブたちは揃いも揃って、食事に関しては滅法《めっぽう》うるさかった。

彼らが活躍できているのは自分の健康のおかげであることを熟知しており、健康の元になる食事に関しては、それぞれ持論を熱く展開してくれたものだ。

健康のためなら、どんな大金でも惜しまないというエグゼクティブは多かった。

経営の話よりも、健康の話のほうに興味があるというエグゼクティブは多かった。

健康のためなら、毎週飛行機で名医に通うエグゼクティブは多かった。

そして彼らの持論には、いくつかの共通点があることにも気づかされた。

私は、それらを自分の体を実験台としてどんどん試してきた。

残念ながら、中には自分に合わなかったものもある。

だが学問的根拠など待たずして、効果てき面だったものは数多い。

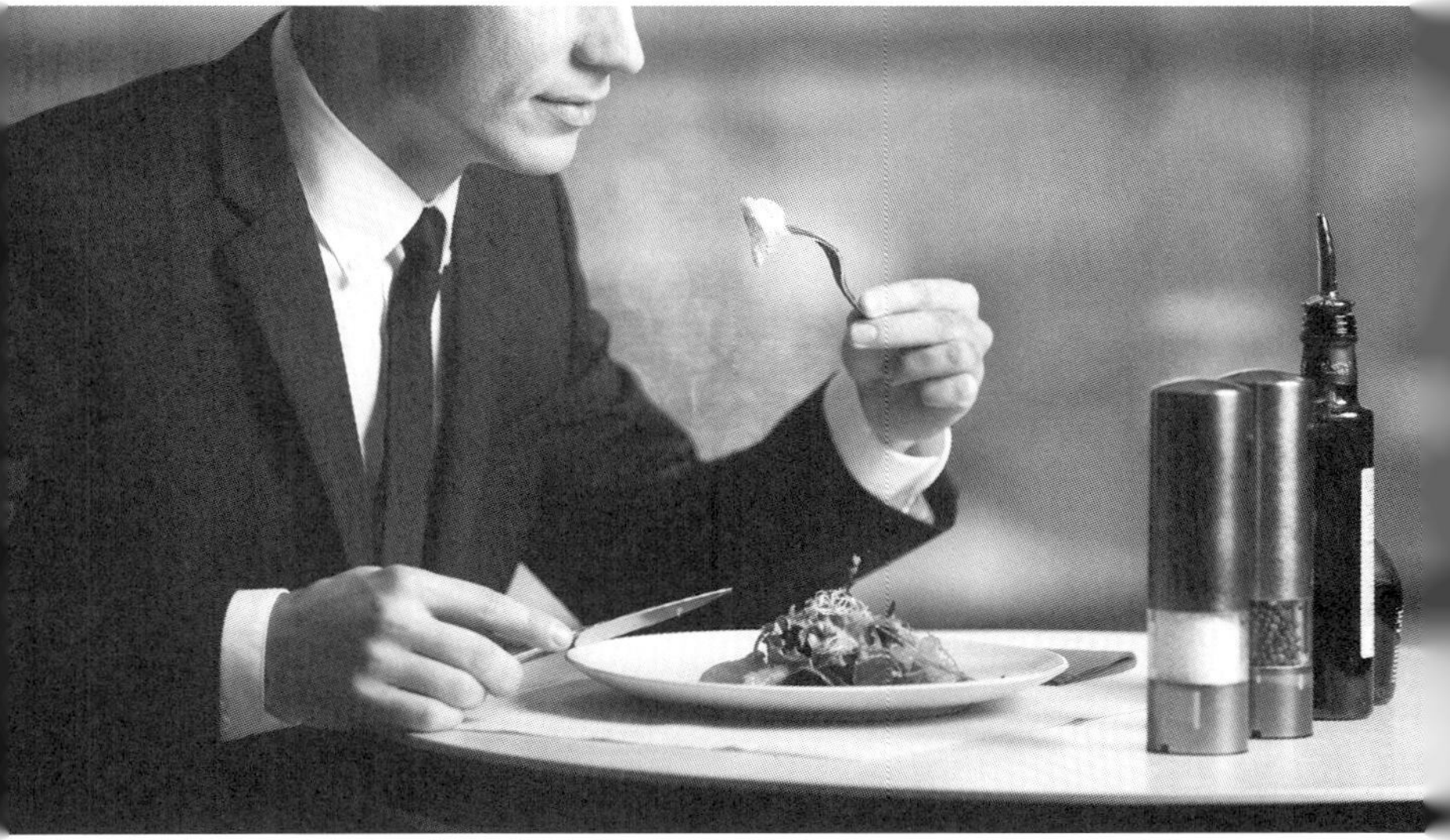

十数年前は「怪しい」「根拠なし」とされていたものが、現在は医療現場で活用されていることもある。

エグゼクティブたちの情報網は彼らの仕事ぶりと同じく、まさに超一流だったのだ。

私が彼らの健康の話題にスムーズに入り込めたのは、もともと私自身も食事の研究とは切っても切れない人生を送ってきたからだ。

私は学生時代に体育会ボディビル部に所属し、個別でも全日本ボディビルチャンピオンから直接指導を受けていた。

そこにはボディビル以外の日本代表選手もいたが、彼らが口を揃えてアドバイスをしてくれたのが食事の大切さについてだった。

トレーニングについては、誰でもその時点

においてはベストとされる最新のメニューで一生懸命に取り組んでいるが、最終的に差がつくのは食事だというのが彼らに共通した意見だった。

あまりにも食事についてうるさく言われるので、国内の書籍はもちろんのこと、海外の資料まで取り寄せて筋トレと栄養の関係について自分でも調べてみた。

そこでまず気づかされたのは、国内と海外のボディビルダーの筋肉のサイズの圧倒的な違いだった。

もちろん、ステロイドを使っているか否かの違いもあるだろうが、それを考慮に入れても、明らかに海外のボディビルダーのほうが上回っていると認めざるを得なかった。

実際に、日本でもステロイドを使っているボディビルダーが複数いたと噂されていたが、筋量において海外のボディビルダーの足元にも及ばなかった。

何もかもスケールが違い、もはや同じ人間とは思えないくらいだった。

最近は、日本人でも海外でプロとして活躍している一流のボディビルダーも出てきたが、彼らが決まって最初に口にするのが国内と海外の「食事の違い」だ。

その一例として、ボディビルダーに限らず欧米ではタンパク質の摂取量が半端ではない。

欧米ではごく普通の人でも、日本のトップアスリート並みのタンパク質を摂取しているくらいだ。

タンパク質とは瞬発力であり、狩猟民族の象徴だ。

反対に、炭水化物の摂取量となると欧米人は平均すれば日本人より遥かに少ない。少なくとも、日本人ほどには炭水化物を中心とした食習慣にはなっていないのだ。

炭水化物とは備蓄力《びちくりょく》であり、農耕民族の象徴だ。

さてその結果どうだろうか。

欧米の男性は闘争心剥《む》き出しの逞《たくま》しい体つきをしているし、女性は野性的でセクシーな体つきをしているのだ。

それに比べて、日本人は男女ともにこぢんまりとした体つきをしており、欧米人に比べて存在感が薄い。

肉食動物が心身ともに強そうなのは、強くなるものを普段食べているからだ。

狩猟民族の存在感があるのは、存在感が溢《あふ》れるものを普段食べているからだ。

草食動物が心身ともに弱そうなのは、弱くなるものを普段食べているからだ。

農耕民族の影が薄いのは、影が薄くなるものを普段食べているからだ。
あらゆる生物は、普段食べているものでそのまま精神や肉体が作られていくのだ。
人生を変えたければ、食事を変えることだ。
元気になりたければ、元気になるものを食べることだ。
愛に満ちたければ、愛に満ちたものを食べることだ。
賢くなりたければ、賢くなるものを食べることだ。
美しくなりたければ、美しくなるものを食べることだ。
あなたの食事を変えれば、あなたの人生は変わるのだ。

2016年1月吉日　南青山の書斎から

千田琢哉

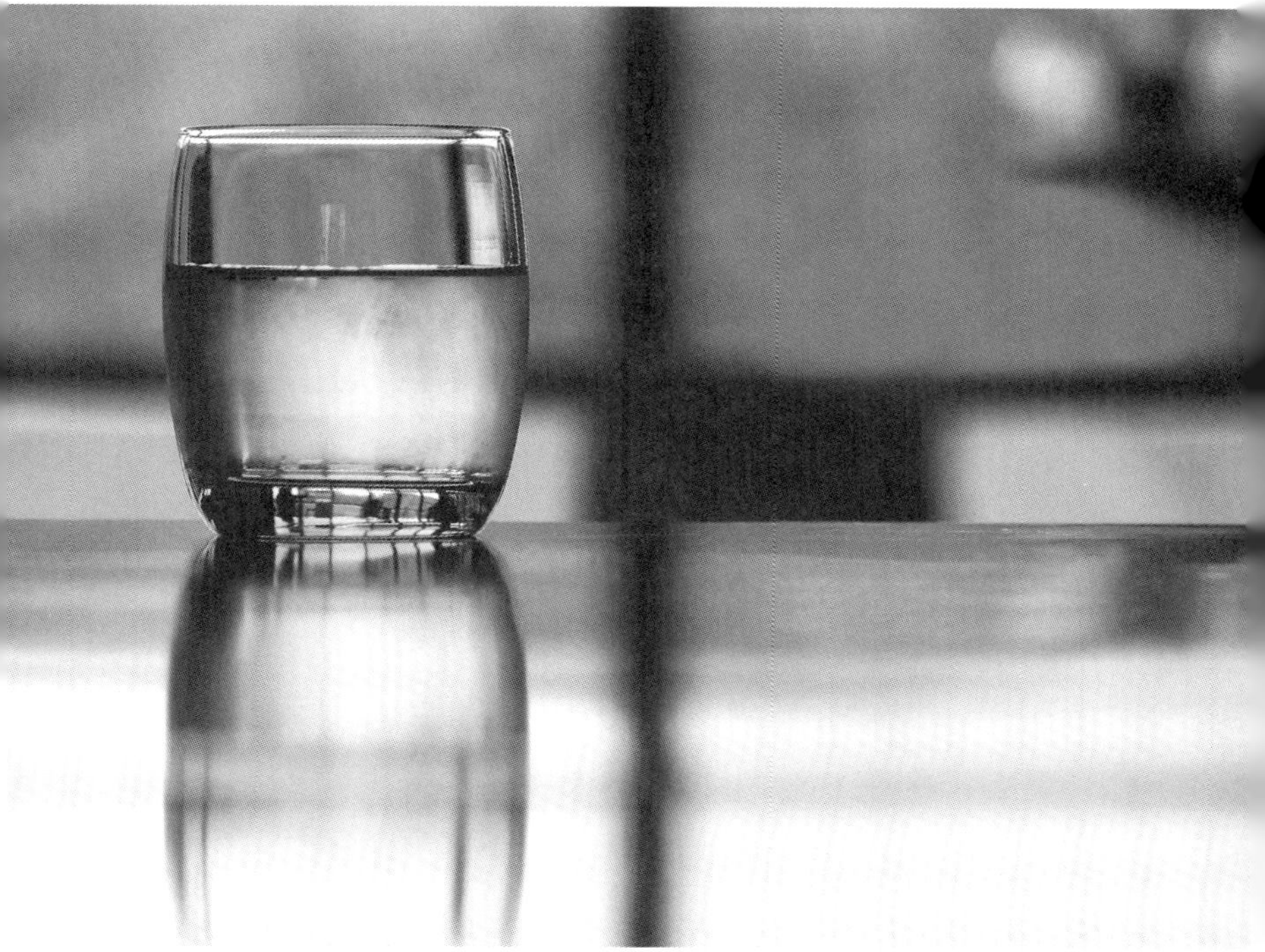

Contents

第１章

圧倒的パフォーマンスは、良質な食事からはじまる

第2章

仕事で結果を出すための、強いカラダをつくる食事法

第3章

食事の効果を最大限高めるコツ

第４章

充実した食事が、人生を大きく開いていく

第1章

圧倒的パフォーマンスは、良質な食事からはじまる

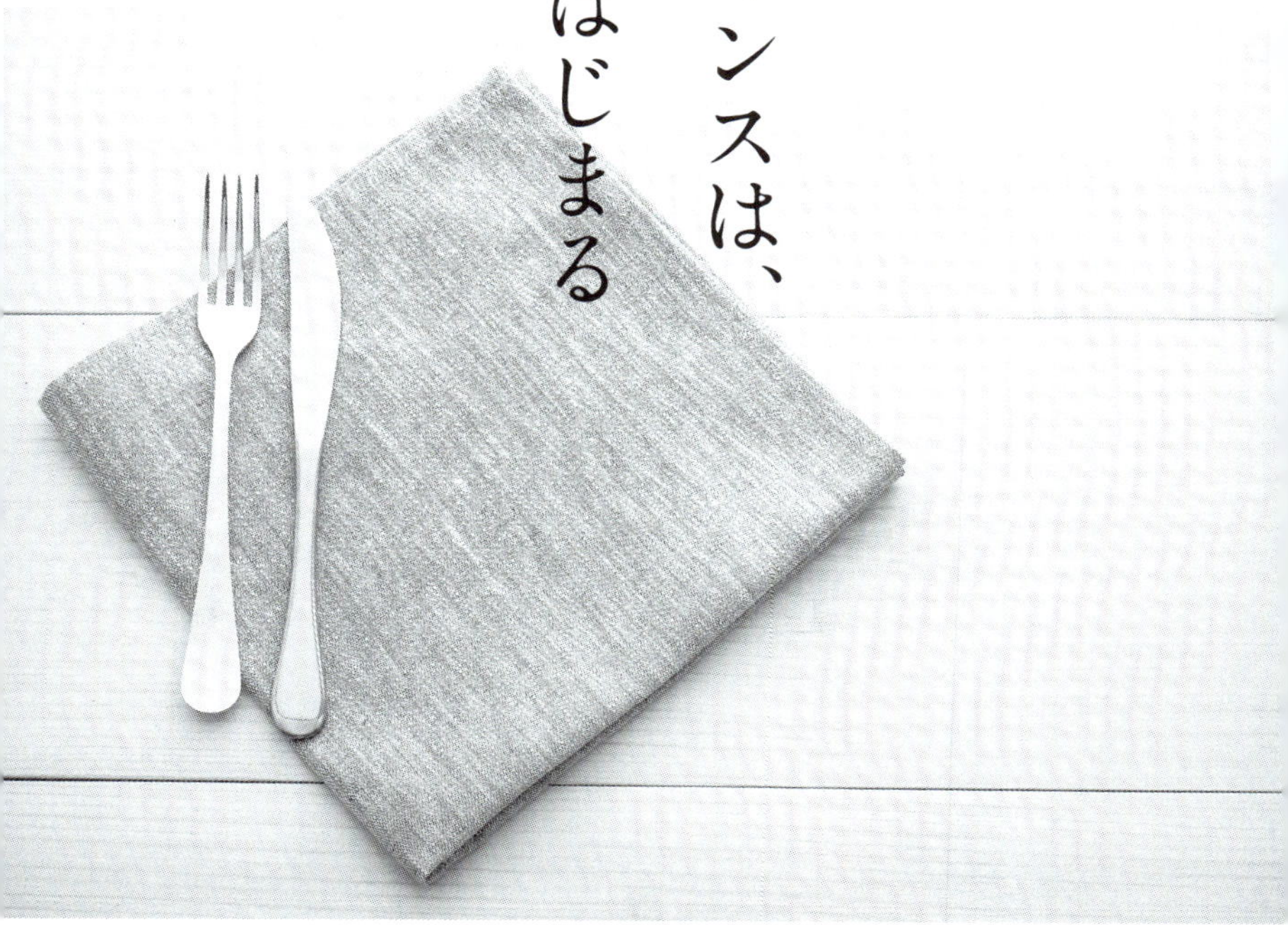

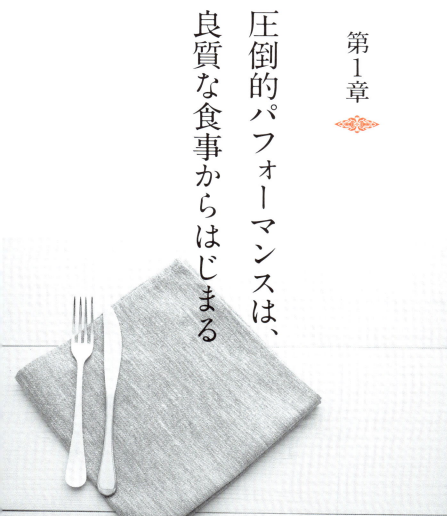

MENU

01

食事に興味があるうちは、何があってもまだ大丈夫

人間にとって食というのは、最大の楽しみではないだろうか。

食に対する関心の強さは、その人の生命力のバロメーターだ。

やや不謹慎《ふきんしん》な話になるが、「もうこの人は終わったな」とわかるのは食に関する興味が衰えた瞬間だ。

私自身がそうであったように、10代や20代の頃はどんなに食欲旺盛《おうせい》だったとしても、たいてい30歳を境に、遅くとも30代半ば以降になれば食欲が衰え始める。

それは決して嘆き悲しむことではなく、自然の摂理《せつり》に則っている証拠なのだ。

もし30代や40代以降に、10代や20代の勢いでそのまま食べ続けていようものなら、確実にぶくぶく太って寿命を縮めることになる。

人は成長期を過ぎると体の代謝も悪くなるから、必要なカロリーが減っていくのだ。

これはあなたが退化するからではない。

あなたが進化するからなのだ。

代謝が悪くなって必要なカロリーが減っていくと、あなたの興味は食事の量から質へとシフトしていく。

10代や20代の頃はとにかく腹が膨《ふく》れれば何でもOKだったのが、30代以降になるとそれなりに味を気にするようになるのはそのためだ。

20代まであれ程ビュッフェに目がなかったのに、30代以降になると普通にメニューを注文したくなるものだ。

一般にレストランで普通にメニューを注文すると、ビュッフェよりも高くつくことが多い。

それでもビュッフェではなく普通にメニューを注文するのは、食事の量より質に価値を見出しているからに他ならない。

あなたが20代であろうと30代であろうと、量や質に関係なく食事に興味があるなら健康な証拠だ。

仮に、学校や会社でどんなに凹むことがあったとしても、**食事に興味があるということはあなたならその壁を乗り越えることができるということだ。**

凹んだら、おいしいものを食べて生命力を回復する絶好のチャンスだと考えよう。

食はあらゆる生物の生命の礎《いしずえ》なのだ。

Matome

壁にぶつかったら、食事をしてエネルギーチャージをしよう

MENU
02

今食べたいものが、今のあなたに必要なもの

人の体は実によくできている。

あなたの体にとって今必要なものは、あなたが今食べたいと思ったものだ。

たとえばたった今、無性《むしょう》にラーメンが食べたくなったとしよう。

それはあなたの体が、ラーメンに含まれている栄養素を求めている証拠なのだ。

今夜は無性に焼き肉が食べたくなったとしよう。

それはあなたの体が、肉に含まれている栄養素を求めている証拠なのだ。

今度は珍しく野菜が食べたくなったとしよう。

それはあなたの体が、「そろそろ野菜に含まれる栄養素を補給してくださいよ」と教えてくれているのだ。

人間のみならず野生の動物も同じで、たとえばライオンでさえちゃんと野菜を摂取して栄養のバランスを取っている。

誰に教わるわけでもなく、我々の体はちゃんと本能で必要なものを察知《さっち》しているのだ。

これまで私は集団ランチではなく独りランチを推奨《すいしょう》してきたが、それはあなたに本当に好きなものを食べてもらいたいからという理由もある。

集団ランチだと、気乗りしないのに無理やり周囲に合わせたものを食べざるを得ない。

本当はラーメンなんて食べたくないのにラーメンを食べるのは、心身ともに悪い。

本当は牛丼なんて食べたくないのに牛丼を食べるのは、心身ともに悪い。

本当はハンバーガーなんて食べたくないのにハンバーガーを食べるのは、心身ともに悪い。

これが独りランチだと100%自分の大好きなものだけを食べることができる。

ラーメンが食べたいなら、迷わずラーメンを食べれば心身ともに元気になる。

牛丼が食べたいなら、迷わず牛丼を食べれば心身ともに元気になる。

ハンバーガーが食べたいなら、迷わずハンバーガーを食べれば心身ともに元気になる。

集団ランチを習慣にしている人と独りランチを習慣にしている人とでは、年間200回以上の差が生まれる。

年200回も第二志望以下の気乗りしないものを食べ続けていると、ごく自然に仕事も人生も第二志望以下で妥協《だきょう》するようになるのは容易に想像できる。

反対に、毎日第一志望のものだけを食べ続けている人であれば、ごく自然に仕事も人生も第一志望に近づいていくのは容易に想像できる。

Matome

自分が本当に望んでいるものを、妥協せずに食べるようにしよう

MENU
03

野菜嫌いなら、おいしい野菜ジュースを発掘《はっくつ》すればいい

野菜が嫌いという人は意外に多い。

野菜が大好きという人は、きっと少数派だろう。

一緒に食事をしていると、必ず何人かに一人はわざわざ野菜だけを除《よ》けて残す人がいる。

結論を述べると、**野菜嫌いなのに野菜好きになる必要はないが、ありとあらゆる手段を使ってでも野菜は摂取したほうが賢明だということだ。**

それは、私がこれまで対話してきた1万人以上のビジネスパーソンたちの顔ぶれを思い浮かべても、明白である。

最近は全体に若返ってきたのか、肌の艶《つや》においては30代では差がつかず40代で差がつくようになってきたようだ。

男女問わず「肌が荒れているな」「年齢の割に随分《ずいぶん》老けているな」と感じた人は、ほぼ例外なく野菜嫌いで野菜を摂取することを怠っていたものだ。

それに比べて40歳以降でも「肌が綺麗だな」「年齢の割に随分若いな」と感じた人は、ほぼ例外なく野菜好きで毎日大量に野菜を摂取していたものだ。

もちろん、化粧品や美容整形で表面上はごまかせるようにはなった。

だが、どんなに表面上を美しく見せかけても、内面から溢れるような瑞々《みずみず》しさというのは、きちんとコンスタントに野菜を摂取していなければ獲得できないのだ。

ここで大切なことは、野菜嫌いなのにどのようにして野菜を摂取するかである。

もちろん好奇心旺盛だった私は、野菜嫌いなのに内面から溢れるような瑞々しさを持った40歳以降の人々に出逢うたびに詳しく話を聞いてみた。

その結果、こんな共通点が浮き彫りになってきた。

彼らは、「これならおいしく飲める」という野菜ジュースを見つけて飲んでいるとのことだった。

銘柄《めいがら》や種類は人それぞれだったが、「安過ぎないこと」「信頼できる大手メーカーであること」「食塩無添加であること」が共通点だった。

「野菜ジュースなんて本物の野菜に比べたら効果ないでしょ?」という疑問はもっともだ。

確かに、本物の野菜を摂取するに越したことはないが、最近はメーカー側の研究もかなり進化してきて、栄養吸収力も実物をジュースが上回っているというデータもあるくらいだ。

ただ野菜ジュースに頼る場合、食物繊維は別途たっぷり摂取しておくことが望ましい。

Matome

あらゆる工夫をして、野菜を摂取しよう

MENU
04

良質な食事の前に、良質な水

食事の大切さを唱える人や本は数多い。

本書もその一つだが、その前に私は水の大切さを強調しておきたい。

あなたの周囲を思い浮かべてみればすぐにわかるはずだが、社会的地位が高く経済力がある人ほど、普段飲んでいる水に関心が強いはずだ。

もちろん、法外《ほうがい》に高い浄水器を設置することを私はおススメしたいのではない。

水に限らず、法外に高いものはまだ市場に認知されていない証拠であり、無理をしてまで飛びつくのは賢明ではない。

本当にいいものは市場に認知されるから、いずれ必ず適正価格に落ち着く。

たとえば、ミネラルウォーターなら近所のスーパーやコンビニで販売されているもので十分だ。

あるいは、最近では様々な医療現場において効果を発揮していると聞く水素水にしても、生活費を逼迫《ひっぱく》させるほど高価な商品には手を出さないことだ。

水中にどれだけ水素が含まれているかの指標となる「酸化還元電位《さんかかんげんでんい》」が適正な商品なら、わざわざ水素水を定期購入するまでもない。

1本あたりわずか千円かそこらで、きちんとメンテナンスさえすれば半永久的に使えるスティックも販売されている。

これまで私が出逢ってきたエグゼクティブたちは、水素水を愛飲している人が多かった。

今のように水素水が出回っている時代の話ではなく、もう十数年前の話である。

加えてエグゼクティブたちは、水道水を直接飲むことはまずなかった。

必ず一度は沸騰《ふっとう》させてお茶にして飲むか、ごく当たり前のようにミネラルウォーターを携帯していたものだ。

たいていの社長室にはお洒落《しゃれ》なウォーターサーバーが設置されていて、そこから来客にミネラルウォーターを出していた。

おかげで私も水に関しては味がわかるようになってきた。

否、味というよりも、いい水と悪い水の違いがわかるようになってきたというのが正確な表現だろう。

ホテルでも、水道水をそのまま冷やして出されると「三流だな」と思う。

ちゃんとしたホテルでは、無料で出される水が抜群《ばつぐん》においしい。


水はすべての源なのだ。

Matome

水の大切さを知り、水にこだわろう

MENU

05

元気になる食べものは、人それぞれ

元気になるために、ニンニクを食べる人がいる。

元気になるために、ウナギを食べる人がいる。

元気になるために、焼き肉を食べる人がいる。

ニンニク、ウナギ、焼き肉に含まれる栄養の詳細とその効用を分析していけば、なにかしらの根拠はあるのだろうが、そこにはあまり意味がない。

なぜなら、**元気になる食べものは、その人が好きなものだからである。**

仮に、元気になるにはニンニクが一番だというデータがあったとしても、ニンニク嫌いの人にとってはそんな根拠は無意味だ。

大嫌いなニンニクを食べるのは、元気になるどころか拷問《ごうもん》に等しいだろう。

ウナギ、焼き肉も然《しか》りである。

あなたもこれまで生きてきた中で、自分が大好きな食べものくらいわかっているはずだ。

そして**あなたが大好きな食べものは、あなたを必ず元気にしてくれるはずだ。**

食のパワーはそれくらい果てしなく、そして尊いのだ。

これまで数多くの富豪と食事を一緒にしてきたが、お酒が入った彼らがボソリと囁《ささや》いた次のひと言を私は忘れない。

「これまでありとあらゆる贅沢《ぜいたく》なものを食べ尽くしてきたけど、結局〇〇には敵わない」

〇〇には、その人が本音で一番大好きな食べものが入る。

ある大富豪は、味噌ラーメンだと教えてくれた。

別の大富豪は、おにぎりだと教えてくれた。

つい最近だと、モズクだと教えてくれた成功者もいた。

私も近所のホテルで「鉄板焼き」「寿司」「天ぷら」……と、ローテーションすることがある。

もちろん、一流の職人たちが私の目の前で最高の料理を作ってくれる。

それらすべてが極上の味だし、まさに人類の最高の幸せを享受《きょうじゅ》できる瞬間だ。

ところが罰当たりなことに、それでも何周かして飽きてくると、無性にジャンクフードが食べたくなることがある。

ジャンクフードは大袈裟《おおげさ》にしても、卵かけごはんや母親の作ってくれた野菜たっぷりの味噌汁が恋しくなることがある。

元気になる食べものは、人・場所・時によってコロコロ変わっていいのだ。

Matome

元気になる食べものを食べ、アグレッシブに生きよう

MENU 06

食欲がないのは、「今は食べるな」という体の合図

あなたが子どもの頃、風邪をひいて食欲がなかった際に、親はこんなことを言わなかっただろうか。

「少しでもいいから我慢して食べなさい。栄養を摂らないと治らないよ」

私が子どもの頃は、近所の医者まで同じことを強要してきたことがある。

結論を述べると、これは間違いである。

親が何と言おうと、医者が何と言おうと、自然の摂理に反しているのだ。

食欲のない子どもに無理をして食べさせようとすれば、たいていは吐く。

それは、「余計なものを胃に流し込むな！」と子どもの体が全力で抵抗しているからだ。

食欲がないのは、「今は食べるな」という体の合図なのだ。

なぜ、風邪をひいて熱が出ている最中に食欲がなくなるかといえば、そこにはちゃんとした理由があるのだ。

熱が出ているということは、あなたの体がウイルスと戦ってくれている証拠だ。

熱が出ると、あなたは活発に動けなくなって眠くなってくる。

もちろん食欲もなくなってくる。

それは、あなたの体がウイルス退治《たいじ》にエネルギーを注ぎたいから、「何も食べずに静かに寝てください」と訴えているのだ。

「栄養を摂らないと治らない」というのは真っ赤な嘘で、我々の体には皮下脂肪というものがあって、何日も食べなくてもビクともしないようになっている。

適正量の水と塩さえ摂取していれば、一ヶ月間の断食ができる人がいるのも皮下脂肪のおかげだ。

風邪の最中に限らず、**食欲もないのに無理に食べることはやめたほうがいい。**

「何となく食べたくない」と思うなら、無理に食べるのではなく、一食抜いたほうが体にいい。

たとえば、前の晩に食べ過ぎた場合は、翌朝抜くと気持ちがいいはずだ。

それは、体がそうすることを求めているからである。

あるいは、ランチを食べ過ぎた場合は、夕食を抜くと気持ちがいいはずだ。

それは、体がそうすることを求めているからである。

もし迷ったら、他人の意見ではなく、自分の体の叫びに従うことだ。

ヒポクラテスまで遡《さかのぼ》っても、医学の歴史は二千数百年だが、大自然は数十億年の蓄積があるのだ。

Matome

体の声にしたがって、食事をしよう

MENU

07

標準体重は、無意味

身長と体重から割り出す標準体重というものがある。

スポーツ経験者なら誰もが頷《うなず》くだろうが、標準体重は無意味だ。

少なくとも、標準体重を意識し過ぎることはやめたほうがいいだろう。

なぜなら、**人は筋量、骨格などによって適正体重というものが大きく異なるからだ。**

標準体重を下回っているはずなのに、随分太って見える人もいる。

それは、筋量が少なくて脂肪が多いからだ。

標準体重を上回っているはずなのに、スレンダーに見える人もいる。

それは、筋量が多くて脂肪が少ないからだ。

以上のことは、頭ではわかっているものの、数字を見て標準体重を上回っている自分が許せないという人は多い。

標準体重を上回っている自分が許せない人が多いからこそ、ここまでダイエット食品が売れまくっているのだろう。

「夏までにあと○kg痩《や》せる」「ウエストを○センチ細くする」などといった謳《うた》い文句は、標準体重にコンプレックスを抱いている人々を脅すのに絶妙なコピーだ。

最近は、痩せることに命をかけている男女が多く見受けられるので、少し厳し目のことをお伝えしておきたい。

まず、痩せることを考えてばかりいる女性について。

女性は「痩せることはイコール美しくなること」だと思い込んでいる人が多いが、男性はそうは思っていない。

ショックで寝込まないように心臓の鼓動《こどう》を整えてから読み進めてほしいが、痩せたほうがいいのはもともと骨格的に美しい女性のみだ。

骨格的に醜《みにく》い女性が痩せると、その醜さが余計に際立つ。

ガリガリに痩せると、もともとの醜さがそのまま露呈《ろてい》されるから、余計男性にモテなくなる。

男性というのは、デブもガリガリもどちらも苦手だが、とりわけガリガリだけは生理的に受け付けず勃起しないことを女性は知っておこう。

多くの男性が好むのは、どちらかといえばややポッチャリ型の女性なのだ。

次に、痩せることを考えてばかりいる男性について。

自称「細マッチョ」の大半は単なるガリガリで、最初から雄としてカウントされていない。
だからこそ最近の20代の美女たちは、40代以降の逞しい雄に群がってくるのだ。

Matome

数字だけを基に、自分の適正体重を判断しない

MENU

08

不足分は、各種サプリメントでカバーしておく

毎日3食食べて規則正しい生活をしていたとしても、必ず栄養には漏《も》れが出てくるものだ。

栄養に漏れがないとすれば、あなたの食事を毎回栄養士が作っている場合に限られる。

栄養に漏れがない食事は理想ではあるが、楽しいとは限らない。

食事は正しさよりも楽しさのほうがずっと大切だと思うが、いかがだろうか。

食事に細心の注意を払っていても栄養に漏れがあることを嘆くのではなく、その事実を心から楽しむことだ。

たとえば、私の周囲には肉も魚も大嫌いという人が複数いる。

その人たちが普段どうしているかといえば、大豆を食べてタンパク質を摂取する以外に、プロテインパウダーを飲んでいる。

もちろん、理想としては自然の恵みである肉や魚を食べるに越したことはないだろうが、それらが嫌いなら無理に食べるのではなく、プロテインパウダーで代用するのが賢明だ。

プロテインパウダーといえば、スポーツ選手だけが飲むものだと思っている人は多いが、そんなことはない。

最近のプロテインパウダーは、吸収力や味が随分進化しており、相当おいしくなったから、一度試してみる価値はあると思う。

人類のみならず、すべての生物はタンパク質からできていると考えていい。よく知られる筋肉や皮膚だけではなく、脳などのあらゆる器官もタンパク質からできていることを考えると、この栄養素が不足して得をすることだけはないと理解できるはずだ。

それ以外で、意識して摂取しなければ不足しがちなのは、各種ビタミンやミネラルだろう。

これらは、近所のドラックストアやネット通販でいくらでも手にすることができるから、高過ぎず安過ぎない〝適正価格〟のベスト&ロングセラーを見つけよう。

女性でいえば、ビタミンA、C、Eを普段から摂取しておくと、40歳以降の肌の艶に差が出てくるだろう。

中年男性なら、適量の亜鉛を日々摂取しておくと、様々な面で自信が漲《みなぎ》ってくるだろう。

緑茶に多く含まれるカテキンを摂取しておくと、ガンになりにくく、おまけに美容にもいいというデータもある。

サプリメントは主役ではなく、あくまでも補助的な役割だが、上手に活用すれば強い味方だ。

Matome

あくまでも食事を楽しみながら、栄養のバランスも取るようにしよう

MENU

09

脂肪を摂ると、ますます脂肪が愛しくなる

あなたは脂肪が好きだろうか。

きっと嫌いなはずだ。

特に、昨今のアンチ・メタボブームにおいて、「脂肪は人類の敵」と見なしている人は多い。

厳密には、脂肪を食べたからといって、それらのすべてが脂肪になるわけではないのだが、それでも食べ過ぎないに越したことはない。

そんな脂肪について、こんな法則を知っておくといい。

それは、**脂肪が脂肪を呼ぶ**という法則だ。

食事で脂肪を摂取すると、さらに脂肪を摂取したくなり、アルコール中毒ならぬ脂肪中毒に陥るのだ。

無意識のうちに体が脂肪を求めて、脂肪分を多く含む食事を求めるようになるのだ。


さすがにこればかりは、自然の摂理に則ってはいけない。


ご存知のように、脂肪を過剰摂取すると学習障害が起こる可能性もある。

脂肪分をたくさん含む食事ばかりをしていると、記憶力が低下していくのだ。

これを抑える方法も最近わかってきて、ガンマ・オリザノールが脂肪を摂取したくなる欲望を下げてくれるようだ。

ガンマ・オリザノールといえば、自律神経失調症やうつ病に効果が見られたという話も聞くから、我々人類にとって強い味方だ。

ガンマ・オリザノールが豊富に含まれている食品の一つに、玄米がある。

脂肪問題とは関係なく、私は昔から玄米が好きで、白米と玄米を交互に食べ比べているが、玄米が体にいいのは間違いないと確信している。

玄米が苦手という人もいるから無理強《むりじ》いはしないが、一度挑戦してみて「イケる！」と思った人は、生涯の友にしてもいいのではないだろうか。

玄米には食物繊維が豊富に含まれているから食べ過ぎにならないし、便秘の人は便通も格段によくなるだろう。

それ以外にも、私の場合は玄米を食べると、空腹を感じてもスナック菓子やデザートなどを食べたいと思わなくなった。

人工甘味料、保存料、防腐剤などから自然に遠ざかっていくようになる。

自然食のおいしさを味わえるようになり、食の好みが変わっていくのだ。

少なくとも玄米を食べている限り、現状より太る可能性はグンと減らせるはずだ。

Matome

脂肪の摂り方には、十分注意をしよう

MENU

10

旨いものを食べている人は、性格もいい

これまで対話してきた1万人以上のビジネスパーソンたちを見ていて、こんな事実に気づかされた。

それは、**旨いものを食べている人は、性格もいい**ということだ。

これは紛《まぎ》れもない事実である。

つくづく食というのは、その人の根幹を創り上げていると思う。

では、性格の悪い人間は旨いものを食べていないかと問われれば、残念ながらその通りと言わざるを得ない。

「うわっ、この人は性格悪いなぁ」と思った人の普段の食事を聞いてみると、たいていインスタント食品やファーストフードの常連だということが判明したものだ。

インスタント食品やファーストフードの栄養素が劣っているか否かよりも、食に対する感謝があるか否かの影響が大きい。

ご存知のように、食事の前の「いただきます」というのは、命を「いただきます」という意味だ。

穀物にしろ、肉や魚にしろ、ありとあらゆる食材にはそこに命が宿っているというのは疑いのない事実である。

それら命を我々の体の中に取り込むということが、食事をするという行為なのだ。インスタント食品やファーストフードを食べるのも命をいただくのに変わりはないが、どうしても人工的過ぎて感謝を忘れがちだ。

「自分はそんなことはない！　感謝している」といくら主張しても、やっぱり本物の肉、本物の魚、本物の野菜、本物のご飯を目の前にした感謝には遠く及ばない。

旨いものを目の前にすれば、誰もが深く感謝する。

そしてそれらを食べれば、全身の細胞にエネルギーが漲ってくるのは疑いの余地がない。

さらに深々と感謝することができるのだ。

性格がいいということは、感謝することができるということだ。

普段から旨いものを食べている人は、感謝を忘れないのだ。

性格が悪いということは、感謝することができないということだ。

普段から旨いものを食べていない人は、感謝を忘れてしまうのだ。

感謝を忘れないためにも、毎日旨いものを食べることだ。

旨いものを食べたほうがいいのではなく、旨いものを食べなければならないのだ。

Matome

旨いものを食べ、感謝して生きよう

第2章

仕事で結果を出すための、強いカラダをつくる食事法

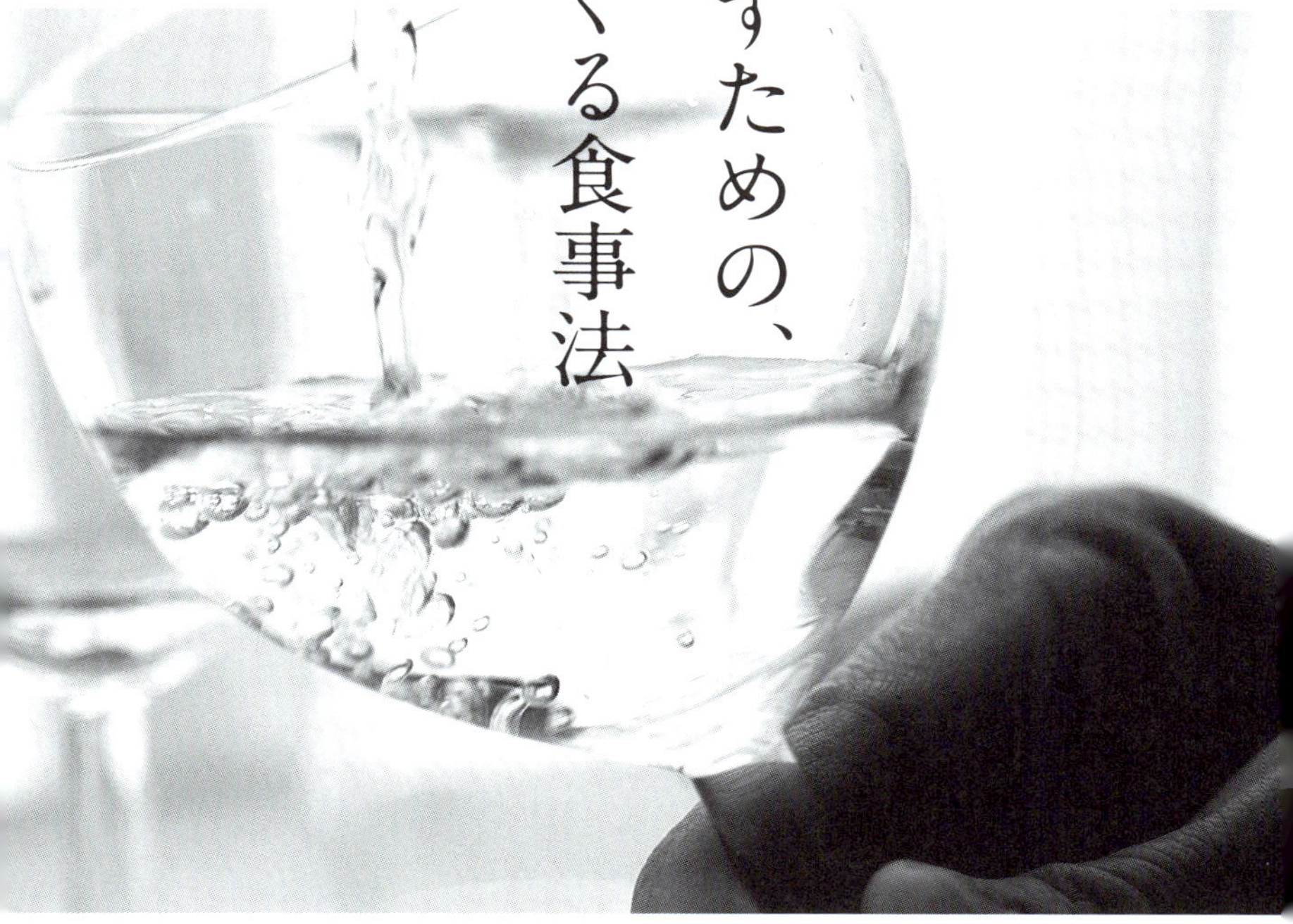

MENU

11

「朝食は絶対必要」という固定観念を、払拭《ふっしょく》してみる

少し前に私の周囲で「1日1食ダイエット」が流行っていたが、今はどうなのだろう。

少なくとも私の周囲で継続できている人間は、一人もいないようだ。

それ以前には、「朝食は絶対に必要だ」「朝食はいくら食べても太らない」という主張が長らく続いたように思う。

私が「朝食は絶対必要」という固定観念を払拭したのは、社会人1年目だった。別に反骨精神《はんこつせいしん》があったわけではないのだが、朝が眠過ぎて朝食を抜かざるを得なかっただけだ。

その結果、私はどうなったか。

何も困らなかったのだ。

否、むしろ朝食を抜いたほうがたっぷり睡眠時間を確保できて、快適な人生を送ることができた。

朝食を抜くと、午前中はお腹が空いて仕事に集中できないのではないかとも心配したが、実際にはそんなことはなかった。

むしろ朝食を抜いたほうが、身軽で頭の回転も速くなったように思う。

そのうち朝食を抜くのが当たり前になって、朝食は要らないのではないかと考えるようになった次第だ。

勘違いしてもらいたくないが、私は朝食がいけないと主張しているわけではない。「朝食は絶対必要」という固定観念に縛られて、寝不足で眠い目をこすってでも朝食を食べなければならないという窮屈《きゅうくつ》な考えは捨てようと、あなたにお伝えしたいのだ。

私も、早朝に目が覚めてそのまま全力投球で仕事に打ち込んだあとは、朝食を好きなだけ食べる。

たっぷりと熟睡したあとにフレッシュな頭で原稿を書き終え、ごく自然体として空腹を感じるのだから朝食をとらない理由などない。

場合によっては、朝からTボーンステーキを食べるのもいいだろう。

それを体が求めているのなら、それが正しいはずだ。

ただ、あなたがまだ20代で修行の身で忙しいのなら、朝食より睡眠を優先することだ。

朝食に限らないが、きちんとした健康体で食欲がある場合にだけ食べればいい。

体が求めてもいないのに無理に食べるのは、飢えることよりもずっと体に悪いのだ。

Matome

食事において、「こう食べなければならない」という正解はない

MENU
12

「ランチしなければならない」という固定観念を、払拭してみる

私がサラリーマン時代からずっと不思議だったのが、「ランチをしなければならない」と思い込んでいる人が多いということだ。

仕事ができない人間に限って、正午になるや否や、「千田さん、ランチ一緒にどうですか？」と誘ってくるから呆れ返っていたものだ。

こういう人間は、きっかり13時に戻ってきたかと思うと、すぐに席を立ちお手洗いに行き、午後からの仕事のスタートも遅かった。

そして14時頃になるとウトウトし始めて、もう仕事にならない。

結果として、いつまで経っても彼らは出世できなかった。

私はランチをどうしていたかといえば、朝食を抜いた場合は予《あらかじ》め弁当を用意していた。

そして自分の席でサッと済ませた。

「今日は寝不足で疲れているな」と感じたら、ランチタイムが始まるや否やお手洗いに行くふりをしてどこか空いている会議室で爆睡した。

あるいは仕事が調子に乗っている場合は、ランチのことなどはすっかり忘れてそのまま仕事に没頭《ぼっとう》した。

もし空腹を感じたら、独りで遅めのランチをした。

ここで大切なことは、「ランチをしてはいけない」ということではない。

本当に空腹を感じるのならランチをすればいいのだが、何も考えずにただ時間だからとランチをするのはやめたほうがいいということだ。

ただ時間だからという理由だけで惰性《だせい》でランチを続けていると、心身ともに悪影響を及ぼすのは間違いない。

まず、空腹でもないのに食べていると心が荒《すさ》む。

なぜなら、食に対して感謝しなくなるからだ。

食に対して感謝がなくなるということは、即ちこの世のすべてにおいて感謝がなくなるということに他ならない。

次に、空腹でもないのに食べていると体を壊す。

なぜなら、空腹じゃないのに食べるということは、体をいじめるということだからだ。

中年になるとメタボが多くなってくる理由の一つに、本当は空腹でもないのにランチをバクバク食べていることが挙げられる。

ランチに限らず、「ねばならない」を手放すと人生が変わることは多い。

Matome

食事に対して「こうでなければならない」という固定観念を、捨てよう

MENU 13

食事をすると、必ず眠くなるわけではない

食事をすると眠くなると思っている人がいる。

確かに、ランチやディナーのあとには睡魔が襲ってくることがある。

だが、それは**食事をしたからではなく、炭水化物を多く摂取したからなのだ。**

大雑把《おおざっぱ》な説明になるが、炭水化物というのは食べるとすぐに糖になると考えていい。

大量の糖を一気に体に流し込むと、その反動で血糖値が低くなり過ぎるために睡魔が襲ってくるのだ。

ついでに言っておくと、大量の炭水化物を食べ続けると糖尿病になりやすい。

体のバランスを取るために、インスリンという血糖値を低くするための物質が膵《すい》臓《ぞう》から分泌されるが、一生の間に分泌されるインスリンの量には限りがあると考えるといい。

糖尿病というのは、人生の早い時期にインスリンを使い果たしてしまったために起こる病気だ。

だから、糖尿病患者たちは不足分のインスリンを自分で注射して補っているのだ。

つまり、炭水化物を毎日バクバク食べてインスリンを消耗しまくっていると、日々刻々と糖尿病へと近づいていくことになる。

あなたが外でランチする際によく見かける「ラーメン＋チャーハン」定食、「カツ丼＋うどん」定食といったものは、まさに炭水化物の塊《かたまり》だと考えていい。

これら炭水化物の塊を腹一杯に食べていれば、確実に睡魔が襲ってくるのは疑う余地がない。

「私はお洒落なパン、パスタ派だから大丈夫」という女性も要注意だ。

パンとパスタこそ、炭水化物の塊だからである。

食後の睡魔と闘いたくないのであれば、食事から炭水化物を抜くか減らすことだ。

炭水化物を抜いたメニューは、まるで主食を抜いたようで考えられないかもしれないが、決してそんなことはない。

それどころか、あなたが大好きなものだけを中心に食べるメニューになる可能性が高い。

これまで当たり前だと思っていたご飯やパンを抜いて、肉、魚、野菜中心の食事にすればいいのだ。

どうしても炭水化物が欲しいのなら、白米よりは玄米、うどんよりは蕎麦《そば》、デザートのケーキよりはヨーグルトを選択することだ。
換言《かんげん》すれば、大量の炭水化物摂取は睡眠薬代わりになるということだ。

Matome

炭水化物の影響をしっかりと把握して、食事をしよう

MENU 14

〝やや空腹状態〟が、パフォーマンスを高める

これは私自身の経験だが、**仕事のパフォーマンスが最も高まるのは〝やや空腹状態〟の時だ。**

空腹過ぎでも集中できないが、満腹だと最悪だ。

だから私はサラリーマン時代も今も、常に〝やや空腹状態〟を意識して仕事をしている。

こうして今原稿を書いている間も、〝やや空腹状態〟を維持しているし、空腹に耐え切れず途中で食事を挟んだとしても腹八分も食べない。

せいぜい腹五分か六分といったところだ。

そのほうが頭も働くし、体の調子もいい。

腹五分か六分の目安は、食事をしたあとにお腹が膨らんでいない状態だ。

これだと、食べた直後は満足感がないが、時間が経つにつれて満足感がジワジワと湧いてくるから、「食べ過ぎなくてよかった」といつも感謝できる。

本気で仕事に没頭していると、朝から何も食べていなくても苦にならないこともある。

夕方頃になって「食べようかどうしようか」と迷っても、「ここまでやったら食べよう」と繰り返しているうちに夜になってしまうこともしばしばだ。

すべての仕事を終えてから食事をするにしても、ここぞとばかりにドカ食いはしない。

ドカ食いをすると満腹状態がジワジワと不快になってきて、必ず後悔することになるからだ。

それに満腹状態になるとそれ以上動きたくなくなるから、実際にはもうその日の活動はおしまいだ。

たとえその日のすべての仕事が終わった夜にドカ食いをしても、翌朝に影響を及ぼすこともある。


ドカ食いの苦痛は、空腹の苦痛よりも遥かにダメージは大きいのだ。


百歩譲って20代までならドカ食いは許されても、30代以降のドカ食いは自殺行為だ。

もしどうしても空腹に耐えられなければ、ドカ食いするのではなく、まめに栄養補給をすることだ。

イメージとしては、おにぎりをまとめて3個食べるのではなく、2時間おきに1

個ずつ食べることで、心地《ここち》良く〝やや空腹状態〟を保つことができる。

おにぎりをまとめて3個食べると眠くなるが、2時間おきに1個なら眠くならない。

〝やや空腹状態〟の気持ちよさに慣れると、きっとあなたは、その快感の虜《とりこ》になるだろう。

Matome

ドカ食いは、あなたに大きなダメージを与える

MENU
15

お腹一杯に食べると、寿命が縮む

あなたの周囲で早死にした人たちを、できるだけたくさん思い浮かべてみよう。

男女問わず、大食いだった人が多いのではないだろうか。

私の周囲で早死にした人たちは、デブかガリガリのいずれかに偏《かたよ》っていた。

一般には、太っている人が早死にするという認識があるが、必ずしもそうではないようだ。

統計では、ややポッチャリ型が長寿を全うし、極端なデブとガリガリが早死にする傾向にあるようだ。

確かに、マスコミで取り上げられるような１００歳を超えても元気なお年寄りたちには、ややポッチャリした顔つきの人が多い。

さて、私の周囲で早死にしたデブとガリガリの共通点は、暴飲暴食をすることだった。

巨漢《きょかん》のプロレスラーや力士の寿命は概して短いが、共通点はとにかくよく食べることだ。

野球選手でも、若くして糖尿病を患《わずら》っている人がいるのは、とにかくよく食べるからだ。

仮に、よく食べてよく運動すればデブにはならないかもしれないが、確実に体に悪影響を及ぼしているのだ。

お腹一杯に食べると、寿命が縮むのだ。

お腹一杯に食べたからといってそれだけ元気になるかといえば、むしろ逆だ。人は食べ過ぎると誰でも憂鬱《ゆううつ》になるし、精神的にも元気がなくなる。

つまり、食べ過ぎは体に悪い証拠なのだ。

一度にどんなにたくさん食べても、すべてがエネルギーになるわけではなく、脂肪として蓄えられたり消化不良になって体外に排出されたりしておしまいだ。

つまり、食べ過ぎは心に悪い証拠なのだ。

たくさん食べたからといって、得をすることは何もないのだ。

「たくさん食べてたくさん運動しなさい」の教えがそのまま当てはまるのは、せいぜい成長期の10代までの話で、20代以降はもうこの教えは当てはまらない。

20代になったら、お腹一杯食べるということは寿命を縮める行為であるということを十分に認識することだ。

その上でどのように食べるのかは、100%あなたの自由だ。

あなたの人生は、あなたが寿命を決めていい。
毎日お腹一杯食べ続けて早死にするのも正解。
毎日適度に食べて長寿を全うするのも正解。

Matome

食べ過ぎは、スローモーションの自殺

MENU

16

独り暮らしで自炊《じすい》なら、夕食はカレーがいい

あなたはカレーが好きだろうか。

あなたもご存知のように、**カレーが健康にいいのは、様々なデータから証明されている。**

私もカレーが大好きで、様々な種類を堪能《たんのう》している。

注意点としては、異様に食が進むので、ライスを食べ過ぎないようにすることくらいだ。

ライスは炭水化物の塊だから、ライスを食べ過ぎると、せっかくのカレーの効果も台無《だいな》しになってしまう。

カレーといえばインドだが、インド人は、ほぼすべての食事でカレーを食べている。

いつもカレーライスを食べているわけではないが、あらゆる食材にカレー粉をまぶして摂取しているのだ。

インド人にとってカレーとは、韓国人にとってのキムチ、唐辛子のようなものなのだ。

そのインド人たちに見られる共通の特徴を調べれば、カレーの素晴らしさが浮き彫りになるわけだ。

インド人は数学に滅法強く、ＩＴ業界では世界の頭脳として活躍している。

そしてインド人は認知症《にんちしょう》が極端に少なく、発症率はアメリカ人の約４分の１だという。

もちろん、教育内容や平均寿命の違いなどもあるだろうが、あらゆる点を考慮に入れても、どうやらインド人は頭脳的に突出しているといえそうだ。

その理由として挙げられるのが、カレー粉に含まれているウコンだ。

ウコンの中にはクルクミンという成分が含まれているが、これが医学界でも注目されている。

最近、私の周囲でも増えているアルツハイマー病は認知症の病名の一つだが、基本病態はアミロイドβ（悪性のタンパク質）が脳内の神経細胞であるシナプス（脳神経の繋がり）を攻撃して破壊することによって起こるというものだ。

ここで吉報は、クルクミンはアミロイドβが脳に凝集《ぎょうしゅう》するのを阻止するという実験結果があるということだ。

もちろん、こうした効果はクルクミンが唯一というわけではない。

だが、クルクミンが我々の頭に好影響を与えるのはどうやら本当のようだ。

もしあなたが独り暮らしでカレー好きなら、夕食の定番はカレーでいい。

カレーは作り置きも可能だし、肉や野菜をたっぷり放り込めば栄養補給もできる。

書籍やネットで調べればすぐにわかるが、カレーの種類は途轍《とてつ》もなく多いから飽きない。

Matome

カレーの効用を知り、積極的に活用しよう

MENU

17

どうしてもお酒を飲むなら、タウリンも忘れずに

あなたはお酒が好きだろうか。

お酒が好きな人に嫌いになれと言ってもそれは無理な話だから、お酒が好きなら好きで人生を謳歌《おうか》すればいい。

ただし、忘れて欲しくない真実もある。

日本人の約半数は、遺伝的に、もともとお酒が飲めない体質だということだ。

もともとお酒が飲めない体質なのに、「訓練によって飲めるようになった」と勘違いしている人は危険だ。

お酒が飲めない人は、そもそもアルコールを分解する能力が遺伝的に備わっていない。

遺伝的にアルコールを分解できないということは、訓練によって成人の身長が伸びないのと同じだ。

にもかかわらず、無理をしてアルコールを流し込み続けると、当然体は悲鳴を上げる。

その結果、アルコールに触れる食道のガンになる確率が、飛躍的に高まるというわけだ。

以上を踏まえた上で、それでもお酒を飲むと決断した人は、タウリンの摂取を習慣にすることだ。

アルコールと一緒にタウリンを摂取しておけば、粘膜《ねんまく》に与える刺激を軽くしてくれるし、肝機能を守ってくれるからだ。

飲酒の前に、コンビニでタウリン入りのドリンク剤を飲んでおくのもいいだろう。

一番おススメなのは、お酒と一緒にタウリンを豊富に含んだメニューを注文することだ。

タウリンを豊富に含むのは、主に海産物だ。

居酒屋でメニューに海産物がない店は、まずないだろう。

タコやイカには、豊富なタウリンが含まれているから申し分ない。

タコやイカが苦手だという人なら、サザエ、ホタテでもいい。

それ以外では、カツオ、ブリ、牡蠣《かき》などにもタウリンは含まれているから、好きなものを食べることだ。

私は居酒屋に行くと、必ず最初に、刺身の盛り合わせを注文したものだ。

乾杯が終わって周囲が賑わい始めた頃に、大好きなタコ、イカ、ホタテをサッと食べておいたから十分なタウリンを摂取できたと思う。
おかげさまで、これまでに二日酔いを経験したことは一度もない。

Matome

訓練によってアルコールが強くならないことを、しっかりと認識しよう

MENU

18

カフェインは即効性があるが、その反動で疲れやすい

眠くなってくると、コーヒーを飲んで目を覚まそうとする人がいる。

コーヒーの中に含まれるカフェインには、覚醒《かくせい》作用があるからだ。

カフェインは、コーヒーのみならず、玉露《ぎょくろ》、緑茶、ココア、紅茶などにも含まれている。

私も、それらの飲みものが大好きだ。

結論を述べると、カフェインには長所もあれば短所もある。

その辺りをきちんと踏まえてカフェインと付き合えば、あなたは幸せになれる。

長所と短所は表裏一体とはよく言ったもので、**即効性があるものはその反動がある。**

カフェインも覚醒作用があると同時に、過剰摂取すると、その反動で疲れやすくなる。

疲労回復と疲労の原因の両面を兼ねているのが、カフェインなのだ。

すでにお気づきのように、カフェインのいいとこ取りをしようと思うなら、過剰摂取を避けることだ。

自分の体と相談しながら、自分の一番いい塩梅《あんばい》を知っておくのだ。

たとえば、コーヒーを1日5杯飲んでも大丈夫な人と、そうでない人がいるとする。

その場合は、あなたの体を信じることだ。

「毎日コーヒーを飲むのは体に悪いのでは？」「1日に5杯はさすがに飲み過ぎでは？」と疑問に思う人がいるかもしれない。

そんな人には、国立がん研究センターが「コーヒーを毎日飲む人は飲まない人と比べて肝臓ガン発生率が約50％」「コーヒーを毎日5杯以上飲む人は肝臓ガン発生率が約25％」という研究結果を発表していることを知ってもらいたい。

厳密には、これらはカフェインの影響というよりも、カテキンという物質の影響によるのだが、カフェインもカテキンもコーヒーや緑茶に豊富に含まれている。

これを知ると、今日からコーヒーや緑茶をガブガブ飲み始める人がいるかもしれないが、それが過剰摂取を招くのだ。

念のため、カフェインを過剰摂取するとどんなリスクがあるかも、お伝えしておこう。

最悪の場合は、心拍の異常をきたして死亡することもある。

そこまでいかなくても、不眠症に悩まされたり、眩暈《めまい》、発熱、頭痛、腹痛に悩まされたりしたという話はよく聞く。
いずれもカフェインの責任ではなく、本人が過剰摂取した責任なのだ。

Matome

カフェイン摂取には、バランスが大切

MENU 19

夜寝る前3時間以内の食事は、人生を負のスパイラルに突入させる

あなたの人生を幸せにしたければ、せめて寝る瞬間は空腹にしておくことだ。

たったこれだけで、あなたは快適な睡眠を約束されて、健康を獲得できるのは間違いない。

空腹ということは、胃の中が空っぽになるということだ。

食べたものが消化されて胃が空っぽになるのは、およそ3時間程度かかる。

もちろん、脂っこいものを大量に食べた場合は3時間では済まない。

だが、多くの料理のメインである炭水化物やタンパク質といったものは、3時間もすれば消化されて胃から出て行く。

つまり、夜12時に寝る場合は、夜の9時までには食事を終えておくことが望ましい。

そうすれば、ちょうど空腹を感じ始めるタイミングで床に就《つ》くことができる。

空腹で眠ると、誰でもこんな恩恵を受けることになる。

まず睡眠時間が減る。

睡眠時間が減るということは、よく眠れないという意味ではない。

短時間でより深い睡眠を獲得できるという意味だ。

寝る前に空腹にしておけば、朝の目覚めが段違いにいいから、朝食もおいしく食べられる。

次に美容にいい。

胃の中を空っぽにしておくと「グゥ～」とお腹が鳴ることがあるだろう。

これは、「お腹が空いたから何か食べろ!」という意味ではない。

胃の中に溜まったゴミの大掃除をして、押し出そうとしているのだ。

胃の中の大掃除は、あなたの意識のない睡眠中にやってもらうに限る。

睡眠中に胃の中を綺麗に掃除してもらうことによって、あなたの体全体が綺麗になっていくのだ。

胃の中が美しいということは、肌も美しいということだ。

胃の中が荒れているということは、肌も荒れているということだ。

より厳しいことを言えば、**お肌が荒れているということは体の中身すべてが荒れているということなのだ。**

あなたの体の中身が荒れる原因を作るのは、あなたが食べたものの最初の入口である胃だ。

胃を美しくしたければ、空腹のまま眠ることだ。
空腹のまま眠る習慣が、あなたを幸せに導くのだ。

Matome

寝る前には、あなたの胃を空っぽにしておこう

MENU

20

我慢せずに継続できる食事法が、あなたにとって正しい食事法

世の中には、様々な食事法が飛び交っている。

医師、栄養士、ジムのインストラクターといった人々が、好き放題に持論を展開する。

興味深いのは、医師同士、栄養士同士、インストラクター同士でも意見が食い違うことがあるという点だ。

中には、意見が真っ向から対立している人もいる。

あなたも一緒になってこれらに踊らされる必要はない。

現状を変えたければ、とりあえず「ピン！」ときたものを試してみて、**我慢せずに継続できる食事法があなたにとっての正解だ。**

同じものを同じだけ食べても、太る人もいれば太らない人もいる。

同じサプリを飲んで効果抜群の人もいれば、逆に健康を害する人もいる。

「99％の人々に効果あり!!」と広告に謳ってあったとしても、それはその会社にとって都合のいいデータをかき集めたに過ぎない。

どこかの博士の推薦文が掲載されていたとしても、それはお金をもらっているビジネスだからだ。

仮に99％の人々に本当に効果があったとしても、1％の人に効果がないということは、1億人中何と100万人も効果がないということなのだ。

専門家が唱える根拠で注意しなければならないのは、そもそも根拠そのものが間違っていることが世の中には多いということだ。

たとえば、地球が丸いというのは非常識な考え方であった時代もあり、ずっと海を突き進んでいくと、最後は巨大な滝から落ちてしまうと考えられていた。

庶民がそう考えていたのではなく、偉い知識人たちの間でそれが常識だったのだ。

あるいは、ニコラウス・コペルニクスが地動説《ちどうせつ》を唱えるまでは、天動説《てんどうせつ》が常識だった。

地球が太陽の周りを回っているのではなく、太陽が地球の周りを回っているというのが、当時の超一流の学者たちの間では定説だったのだ。

あなたは、これを笑うことができるだろうか。

できるはずがない。

きっとこれから100年後、1000年後は、今の我々の常識が実は完全に間違っていたと判明することもたくさんあるはずだ。

断言できることは、あなたの体が本能的に拒絶するものは、あなたに向いていないということだ。

Matome

あなたに合った食事をすることこそが、
真の正解

第3章

食事の効果を最大限高めるコツ

MENU

21

おいしく食べるコツは、ちゃんとお腹が減ってから食べること

あなたは、ダイエットに挑戦したことがあるだろうか。

ダイエットに挑戦したことがある人なら誰でもわかるはずだが、**結局は食べる量を減らすに限る。**

食べる量を減らすと聞くと人気が出ないから、あの手この手で表現を変えるのが騙《だま》しの手口なのだ。

率直に申し上げて、好きなだけ食べても脂肪が増えない方法は、美容整形の脂肪吸引以外に存在しない。

他に考えられるのは、一般には禁止されているハイリスクな飲み薬を入手するくらいだ。

それ以外は、エステに通おうが高額な漢方を試そうが、好きなだけ食べていれば必ず太るのだ。

だが、太っていた人がダイエットに成功し、それを維持しているケースもたまにお見かけする。

その人たちに共通している哲学は、**「ちゃんとお腹が減ってから食べること」**に集約される。

シンプルだけどそれだけの話なのだ。

特に、生真面目な人は規則正しい生活を好むために、時間通りに食事をしたがることが多い。

そして自分だけではなく、家族にもそれを強要する。

「時間だからお腹が減っていなくても食べなさい」というわけだ。

あくまでも時間通りに食事をしようとすると、学校から帰った子どもはお腹がペコペコなのに時間がこないからスナック菓子やチョコレートで空腹を満たす。

その上、無理やり夕食も食べさせられるわけだから、肥満児になる可能性が高まるというわけだ。

肥満児になって体重が増加すると、放っておいてもさらに脂肪を引き寄せる。

たいしてお腹が減っていなくても、口寂《くちさび》しさから無意識のうちに食べるようになる。

大人になってからも、この習慣が続くわけだ。

「ちゃんとお腹が減ってから食べること」を貫くのは、そんなに難しいことではない。

もし時間通りに食事を出されても、あなたが本心から「おいしい」と感じられる量だけ食べて、あとは残せばいいのだ。

子どもの教育でも、「残さずに全部食べなさい！」は肥満児を育て、「無理をして食べなくてもいいよ」は健やかな子どもを育てる。

ちゃんとお腹が減ってから食べると、最高においしいし、食事に感謝できる。

Matome

食事における最高の調味料は、「空腹」

MENU
22

男性は、「大盛」と「おかわり」をやめること

現在太っているのを気にして、ダイエットをスタートさせる人がいたとして、1年間でどのくらい痩せるのが理想だろうか。

体重の1割が理想だ。

これ以上痩せようとすれば、かなり激しいダイエットが必要になり、リバウンドして、よりデブになる可能性が高い。

60kgの女性なら、欲張らずに1年後は54kgを目標にすることだ。

80kgの男性なら、欲張らずに1年後は72kgを目標にすることだ。

それでは自分が理想とする体重に程遠いというのなら、期間を延長すればいいのだ。

では、1年で1割痩せるダイエットはどのようにすればいいのか。

男性によく見られる、「大盛」と「おかわり」をやめることから始めればいいのだ。

ランチで入った定食屋で、「大盛無料」「おかわり自由」と言われると、無意識のうちに「大盛」や「おかわり」のサービスを受けてしまう人は多い。

どうせ同じ料金だったら「大盛」「おかわり」のサービスを受けなければ損だと

考えるのも理解できる。

だが、あなたには「大盛」「おかわり」のサービスを受けない自由もあるのだ。

すべては習慣である。

試しに一度だけ、「大盛」「おかわり」を受けない自由を経験してもらいたい。

何でもないことに気づかされるはずだ。

「大盛」があるから「大盛」にしなければならないと思い込んでいただけで、「大盛」がなければないで何も困らないのだ。

「おかわり」があるから「おかわり」をしなければならないと思い込んでいただけで、「おかわり」がなければないで何も困らないのだ。

「大盛」「おかわり」を拒絶して店を出ると、むしろそのほうが快適だということにも気づかされるはずだ。

店を出る頃には、「大盛」や「おかわり」をしなくても、空腹が満たされているのだ。

いつも食事のあとには、ズボンのベルトの穴を移動させなければならなかったのが、その必要がなくなる。

この快感を１年間味わうだけで、「大盛」「おかわり」が当然と思い込んでいたあなたは確実に体重が１割減っているはずだ。

Matome

１年で体重の１割を減らすことを目標に、食べる量をコントロールしよう

MENU
23

女性は、「食後のデザートは当たり前」をやめること

男性の「大盛」「おかわり」の習慣に匹敵《ひってき》するのが、女性の「食後のデザートは当たり前」の習慣だ。

ここはよく読んでもらいたいが、「デザートは全面禁止」ではない。「食後の」「デザートは」「当たり前」をやめることなのだ。

「食後のデザートは別腹《べつばら》」という表現もあるように、どんなにお腹一杯に食事をしても、デザートはちゃんと食べられるものだ。

理由は簡単だ。

満腹中枢が麻痺《まひ》しているからだ。

勘違いしてはならないのは、満腹中枢が麻痺しているからといってデザートを食べても、「なかったことに」してもらえるわけではないということだ。

デザートというのは糖質の塊だから、そのままカロリーとしてカウントされ脂肪として蓄積されていく。

これを毎日繰り返せばどうなるかは、誰でも想像がつくはずだ。

3時のおやつにごくたまにデザートを食べたり、夕食はいつもよりかなり軽く済ませてデザートを食べたりするのは構わない。

デザートのすべてがいけないわけではなく、食後のデザートが当たり前になっているのがいけないのだ。

食後のデザートは常識ではなく、異常であることに気づくことだ。

あるスレンダーな女性はデザートが大好きだが、彼女はデザートを食事にカウントしている。

たとえば、昼にショートケーキを食べて紅茶を飲んだら、それがランチだとカウントするのだ。

「それでは栄養が偏るのでは?」という心配は、余計なお世話というものだ。

毎回そんなことをしているわけでもなければ、食後のデザートにするよりはカロリーも遥かに少なくて済む。

夕方にホテルでアフタヌーンティーセットを楽しんだら、その日の夕食は抜きでいい。

デザートは食事のおまけではなく、一食分にカウントするものなのだ。

それは、デザートに敬意を払うということでもある。

「食後のデザートは当たり前」を卒業したあなたは、確実にスリムになるはずだ。

Matome

デザートは、一食分にカウントすべし

MENU

24

長期的に
体脂肪を減らしたければ、
筋トレで筋量を増やしておく

男女ともに筋トレが浸透《しんとう》してきて、すでに久しい。

女性も筋トレをすると美しくなれることが理解されてきたのは、素晴らしいことだ。

もし、まだあなたが定期的に筋トレをしていないのであれば、それはもったいない話だ。

筋トレをして筋量を増やすと、それが最高のダイエットにも繋がるからだ。

筋肉というのは車でたとえると、エンジンの排気量のようなものだ。

筋量が多い人間は、排気量が大きい5000ccの大型車と同じだ。

つまり、燃費が悪いことに他ならない。

5000ccの車は徐行《じょこう》しようがアイドリングしていようが、どんどん燃料を消費していく。

筋量が多いと、歩いていようが寝転がっていようが、どんどんエネルギーを消費していく。

だから筋トレで筋量を増やしておくと、多少食べ過ぎてもカロリーを消費してくれるし、体脂肪も燃やしてくれるのだ。

これに対して、筋量が少ない人間は、排気量が小さい軽自動車と同じだ。

つまり、燃費がいいことに他ならない。

軽自動車は、どれだけ走ってもなかなか燃料を消費しない。

筋量が少ないと、どれだけ動いてもなかなかエネルギーを消費しない。

だから筋量が少ないと、少し食べただけでもカロリーを消費せずに体脂肪を蓄えるし、長年蓄えた体脂肪も決して燃やさない。

いかがだろうか。

長期的に体脂肪を燃やし続けたければ、筋トレで筋量を増やしておくことが理に適っているとご理解いただけただろうか。

とはいっても、会社勤めで忙しいサラリーマンは、ジムに通ってまで筋トレをする余裕などないかもしれない。

その場合は、なるべく大きな筋肉を中心に鍛えることだ。

大きな筋肉は、それだけ排気量の大きなエンジンと同じで、よりたくさんのエネルギーを消費してくれるからだ。

自宅でも手っ取り早く鍛えられる大きな筋肉の代表は、「胸筋《きょうきん》」「腹筋」「大腿《だいたい》筋《きん》」だ。

順に、腕立て伏せ、腹筋運動、スクワットを、毎週１回ずつローテーションすればいい。

数千円も出せば、通信販売で、より筋肉に刺激を与えられる便利な器具も入手可能だ。

効率的なトレーニング方法は、書籍やネットでいくらでも調べることができる。

Matome

それ自体がどんどんエネルギーを消費する筋肉を、鍛えよう

MENU

25

筋トレ直後の食事は、特に充実させる

私はこれまでに2冊の筋トレ本を出してきたが、「思ったほど筋肉がつかない」という悩み相談メールがたくさん届いた。

せっかく筋トレをしたのに、筋肉がつかないのは悔しい話だ。

理由は３つ考えられる。

１つ目は、筋トレの刺激が不足していることだ。

それはフォームが未熟だったり、重量が不足していたりすることが原因だ。

フォームが未熟だと、自分が思った筋肉に刺激が与えられないし、重量が不足していると、筋肉は発達しなくてもいいと体は判断するから結果として成長しないのだ。

周囲に筋トレに詳しい知人がいなければ、しかるべき専門家に指導を受けることだ。

２つ目は、休息が不足していることだ。

筋トレは、心身ともに満たされた状態でなければ全力を出し切れない。

睡眠不足で筋トレしても効果がないどころか、怪我の原因になってしまうから要注意だ。

そして筋トレ終了後は、速やかに休息して、熟睡することだ。

睡眠中に筋肉が発達していくことは、あなたもご存知だと思う。

最後の3つ目は、食事が間違っていることだ。

食事の間違いには大きく分けて2つある。


内容とタイミングだ。


食事の内容に関しては、「納豆」「卵」「肉」「魚」などのタンパク質をやや多めに食べることだ。

もちろん、野菜や果物、穀物などもこれまで通りに食べることだ。

「筋肉＝タンパク質」と思い込んでいる人はとても多いが、実際にはタンパク質というのは筋肉を構成する一部であってすべてではない。

きちんと筋肉を発達させるには、タンパク質はもちろんそれ以外の栄養もバランスよく摂取することが不可欠なのだ。

食事のタイミングに関しては、筋トレ直後が最適だ。

できれば、心臓の鼓動と呼吸が整い次第、すぐに食事するのが望ましい。

筋トレ直後は、体が最も栄養を要求しているベストタイミングだから、すぐそれに応えてあげるべきなのだ。
換言すれば、筋トレ直後に食事ができないのなら、その日は筋トレをしないほうがいい。

Matome

筋トレにおいては、食事のとり方が大きなウエイトを占める

MENU
26

筋トレ前後の睡眠は、特に充実させる

郵 便 は が き

1 0 3 8 7 9 0

料金受取人払郵便

日本橋局
承 認

7781

差出有効期間
平成29年2月
24日まで

切手をお貼りになる
必要はございません。

953

中央区日本橋小伝馬町15-18
常和小伝馬町ビル9階
総合法令出版株式会社 行

本書のご購入、ご愛読ありがとうございました。
今後の出版企画の参考とさせていただきますので、ぜひご意見をお聞かせください。

フリガナ お名前	性別 男 · 女	年齢 歳
ご住所 〒 TEL ( )		
ご職業 1.学生 2.会社員·公務員 3.会社·団体役員 4.教員 5.自営業 6.主婦 7.無職 8.その他( )		

メールマガジンにご登録の方から、毎月10名様に書籍1冊プレゼント!

メールマガジン「HOREI BOOK NEWS」では、新刊情報をはじめ、書籍制作秘話や、著者のここだけの話、キャンペーン情報など、さまざまなコンテンツを配信しています。

※書籍プレゼントご希望の方は、下記にメールアドレスと希望ジャンルをご記入ください。書籍へのご応募は1度限り、発送にはお時間をいただく場合がございます。結果は発送をもってかえさせていただきます。

ご希望ジャンル：☐ 自己啓発 ☐ ビジネス ☐ スピリチュアル

E-MAILアドレス ※携帯電話のメールアドレスには対応しておりません。

お買い求めいただいた本のタイトル

■お買い求めいただいた書店名

(　　　　　　　　　)市区町村 (　　　　　　　　　)書店

■この本を最初に何でお知りになりましたか

□ 書店で実物を見て　□ 雑誌で見て(雑誌名　　　　　　　　　)
□ 新聞で見て(　　　　　　新聞)　□ 家族や友人にすすめられて
総合法令出版の(□ HP、□ Facebook、□ twitter、□ メールマガジン)を見て
□ その他(　　　　　　　　　)

■お買い求めいただいた動機は何ですか(複数回答も可)

□ この著者の作品が好きだから　□ 興味のあるテーマだったから
□ タイトルに惹かれて　□ 表紙に惹かれて　□ 帯の文章に惹かれて
□ その他(　　　　　　　　　)

■この本について感想をお聞かせください

(表紙・本文デザイン、タイトル、価格、内容など)

(掲載される場合のペンネーム:　　　　　　　　　)

■最近、お読みになった本で面白かったものは何ですか?

■最近気になっているテーマ・著者、ご意見があればお書きください

ご協力ありがとうございました。いただいたご感想を匿名で広告等に掲載させていただくことがございます。匿名での使用も希望されない場合はチェックをお願いします□
いただいた情報を、上記の小社の目的以外に使用することはありません。

私が筋トレで一番注意するのは、休息だ。

休息が確保できなければ、筋トレをしてはいけないと思っている。

私が学生時代、欧米のトップボディビルダーたちが、しょっちゅうゴロンと横になって昼寝しているのを知った時、「昼寝もトレーニングのうちだ」と背中で教わった。

彼らは、正真正銘《しょうしんしょうめい》の筋肉のプロフェッショナルだから、筋肉を増やすために生きている。

彼らの体こそが、彼らの生き様なのだ。

世界一のボディビルダーは、地球上に棲息《せいそく》する数十億の人類の筋肉の集大成だ。どんな科学的な分析や調査よりも、筋肉のプロフェッショナルである彼らの体のほうが説得力はあるのだ。

筋トレというのは、「このままの筋量では不足していますよ」と脳に刺激を与えることだ。

そのためには、これまでに経験したことのないような負荷をかけなければならない。

そうすることによって、あなたの脳は「筋量を増やさなければ」と全身に指示を出す。

これまで腕立て伏せが9回できていたのを、10回できるようにするのが、「これまでに経験したことのないような負荷」だ。

これまでベンチプレスが50kgで3回しか挙がらなかったのを、4回挙げられるようにすることが、「これまでに経験したことのないような負荷」なのだ。

回数や重量の上限を筋トレ前から自分で決めず、その都度限界に挑むことが、「これまでに経験したことのないような負荷」なのだ。

ということは、筋トレをするためには、凄《すさ》まじい覚悟と集中力が求められるということだ。

だから筋トレのプロたちは、筋トレ前にはリラックスして精神統一しておくのだ。

筋トレ前にも十分に休息を確保しているのは、そのためなのだ。

そしていざ筋トレを開始すると、ごく短時間で一気に終了し、すぐに食事をして、たっぷり休息するのだ。

私の筋トレも、原則15分以内で終了する。

その代わり、この15分では自分のすべてを出し切るから、いい意味で緊張感がある。
まるで鍛える部位に関しては、一生分の筋肉を焼き尽くすくらいの迫力だ。
そのおかげで筋トレ終了後は、たっぷり休息することができる。
筋トレの休息は終了後のみならず、開始前も同様に大切なのだ。

Matome

大きく負荷をかける筋トレにおいて、休息は不可欠

MENU

27

胃の調子が悪い人は、せっかくの栄養を上手く吸収できない

ちゃんと栄養を考えて食事をしていて、おまけにお金をかけてサプリも飲んでいるのに、なぜか体調が優れないという人がいる。

そんな人は、胃の調子が悪い可能性が高い。

そもそも胃の調子が悪ければ、どんなに栄養を摂取しても吸収されにくい。

だから胃の調子が悪い人は、顔色も悪く、肌も荒れていることが多い。

胃が荒れている人に骨粗《こつそ》しょう症が多いのは、カルシウムや葉酸《ようさん》といった栄養を正常に吸収できないからだ。

また、慢性胃炎の人には、認知症が多いというデータもある。

胃炎が全身の動脈硬化を引き起こして、脳の血管も詰まるから、認知症になるというわけだ。

このように、胃の病気を患えば、全身にその影響を与えることになるのだ。

反対に、美しい胃の持ち主は、健康で病気になりにくいということだ。

もし、あなたの体調が長年慢性的に優れなければ、まずは胃を疑ってみよう。

ちょっとした腹痛や胃痛でも、これはチャンスだと考えて近所のクリニックでとことん調べてもらうのだ。

医者なら胃を調べれば、すぐにそれが正常か否かを判断できるはずだ。

万一、それで病気が見つかったらあなたはラッキーだ。

人は病気になった際に、その人の運がいいか悪いかが浮き彫りになるのだ。

運のいい人は、病気を境に幸せになる。

運の悪い人は、病気を境に不幸になる。

あなたに胃の病気が見つかったということは、これまで全身に悪影響を与え続けていた原因がわかったということなのだ。

何事も、まずありのままの現実を受容することからがスタートだ。

そしてありのままの現実を受容したら、スピーディーに対処することだ。

この場合は、胃の病気を治療すればいい。

胃の病気を治療すれば、あなたが今苦しんでいる病気の大半が治る可能性もある。

少なくとも、あなたの健康状態が好転していくことは間違いないはずだ。

冗談ではなく、日本人の胃ガンの99%の原因とされるピロリ菌を、40代や50代になるまでずっと胃の中で飼い続けている人は多い。

Matome

まずは、胃の状態を確認しよう

MENU 28

20歳を超えたら、鉄分の過剰摂取に気をつける

焼肉屋に行くと、必ずレバーを食べるという人は多いはずだ。

特に女性は、貧血気味の人が多いので、レバーを積極的に食べる。

私もレバーは大好きだ。

レバーは鉄分を豊富に含むから、できるだけたくさん食べたほうがいいと盲信《もうしん》している人は、ぜひ以下の事実を知っておいたほうがいい。

確かに、レバーは鉄分を豊富に含むが、あまり食べ過ぎると酸化ストレスの原因になってしまうことがあるのだ。

〝酸化〟と聞くと、特に女性は「美容に悪いのかな」「老化現象に繋がるのかな」と考える人が多いと思う。

酸化ストレスは結構恐ろしくて、体中の細胞を傷つけて、狭心症《きょうしんしょう》、心筋梗塞《しんきんこうそく》、統合失調症《とうごうしっちょうしょう》、パーキンソン病、アルツハイマー病などに関与してくるのだ。

10代までの成長期には、たっぷりと鉄分を摂取することも必要だが、20代以降は適量にしておくことだ。

焼肉屋でも、レバーは一切れ、二切れにしておくのが賢明だ。

サプリメントでも鉄分は人気商品の一つだが、飲む際にはきちんと適量を守ろう。

せっかく健康のことを考えて摂取しても、過剰になると不足よりも恐ろしい結果を招くことは多いのだ。

これはあくまでも私の考えだが、サプリメントというのは、適量の半分や3分の1程度でちょうどいいのではないかと思っている。

たとえば、1日3粒が適量とすれば、1粒か2粒で十分だ。

1日1粒なら、2日か3日に1粒で十分だ。

結果として、長持ちしてお金の節約にもなるのだが、そのほうが健康にもいいのではないだろうか。

メーカーからは「それではやや不足しています」と叱られそうだが、もともとは飲んでいなかったわけだから、たとえ不足していてもそれなりの効き目はあるはずだ。それに、あまり頻繁に与えないほうが、体もなけなしの栄養を大切に使ってくれるような気がするのだ。

鉄分に限らず、体に欠かせないものだが微量でいい栄養素はたくさんある。

微量でいいということは、裏を返せば大量に摂取してはいけないということなのだ。

Matome

すべての栄養素は、「適量」が大切

MENU
29

食事では、最初にサラダを食べる癖をつける

ちゃんとしたレストランに行くと、最初にサラダが出てくることが多い。「サラダは最後におまけで食べるもの」と思い込んでいる人もいるが、サラダは最初に食べたほうがいいのだ。

最初にサラダを食べたほうがいいのは、そのほうが体にいいからだ。

どんなサラダでも、よく噛まなければ飲み込めないから、何度も噛まざるを得ない。

すると、それだけでまず食欲をかなり満たしてくれる。

早食いできないのが、サラダの特徴なのだ。

加えて、サラダには豊富な食物繊維が含まれているために、あとから食べる炭水化物などによる血糖値の急上昇を抑えてくれる。

つまり、サラダは太りにくい体質にしてくれたり、食後の眠気を抑えてくれたりする効果があるのだ。

そして何よりも、サラダには体にとって欠かせない潤滑油《じゅんかつゆ》的な役割の栄養素がバランスよく含まれている。

最初にサラダをきちんと食べておくことによって、細かい栄養の取りこぼしが防げるのだ。

私の場合は、ビュッフェに行くと、必ず最初にサラダを取りに行く。

しかも、その量も半端ではない。

まるでサラダビュッフェに来ているかのように、大皿でたっぷり食べる。

ビュッフェで食べる全体の半分近くを、サラダで終わらせるくらいだ。

最初からサラダに手を出す人は少ないから、新鮮なサラダをほぼ独占状態にできる。

もちろん、これは健康を考えてのことではなく、もともと私がサラダ好きだからである。

私は物心ついた頃から、トマトジュース、野菜ジュースが大好物だった。

もちろん、肉や魚も大好きだが、野菜も同じくらいに好きなのだ。

サラダで空腹をある程度満たしたら、その時点で初めて、肉や魚、パスタやライスに手を出すことになる。

周囲からよく驚かれるのは、せっかくビュッフェに来ているのに、私がサラダ以外はごく普通の量しか食べないことだ。

ここだけの話、ビュッフェは肉や魚ではそれほど差がつかないが、サラダで差がつくのだ。

いいホテルのビュッフェは、サラダにこそお金をかけてこだわっているものだ。

Matome

サラダを食べる順番が、あなたの体に及ぼす影響に大きな差をもたらす

MENU 30

エネルギー補給は、勝負の3時間前までに済ませる

私は、学生時代にパワーリフティングという競技をしていたが、試合で最大限のパワーを発揮するために、どのタイミングでエネルギー補給をするべきかよく考えた。

直前に食事をする選手もいたが、彼らは概してそれほど結果を出せていなかった。緊張のあまり朝から食事が喉を通らない選手もいたが、彼らもやはり実力通りの結果を出せていなかった。

きちんと結果を出していた選手というのは、予め食事のタイミングを決めていたように思えたのだ。

本を読んだり、人に聞いたり、自分の体で実験してみた結果、勝負の約３時間前までに食事を済ませておくことで、最大のパフォーマンスを引き出せることがわかった。

朝の10時から勝負がスタートする場合は、朝の７時までには食事を済ませておく。すると、朝食のエネルギーが朝の10時から最大限発揮されるのだ。

午後１時から勝負がスタートする場合は、午前10時までには食事を済ませておく。午前10時の食事は、やや遅めの朝食か、やや早めのランチになるが、それが午後

1時からエネルギーが最大限発揮されることになるのだ。

これは少し考えてみれば、当たり前といえば当たり前の話なのだ。

食後3時間というのは、エネルギー源となる炭水化物やタンパク質が消化されて胃から出て行くタイミングと一致する。

つまり、これからいよいよ全身の細胞に栄養が行き渡るというタイミングなのだ。おまけに、胃の中には食べものがほとんど残っていないから、心地良いハングリー状態で本番に臨むことができるというわけだ。

以上はスポーツに限った話ではない。

仕事でも、**「3時間前に食べたものが今エネルギーになっている」**と知っておくだけで、働き方や食事の仕方が随分と変わるはずだ。

朝9時からの仕事に全力投球したければ、朝6時までには朝食を済ませておけばいい。

これを知らなければ、あなたのエネルギーのピークが前後にずれてしまうことになる。

午後2時からの大切なプレゼンに備えて、ランチは前倒しして午前11時までに済ませておく。

これを知らなければ、大切なプレゼン中に睡魔に襲われる可能性だってである。

本書の読者には声を大にしてお伝えしておきたいが、この〝3時間効果〟は抜群である。

Matome

エネルギーが最大限発揮されるタイミングを考えて、食事をしよう

第4章

充実した食事が、人生を大きく開いていく

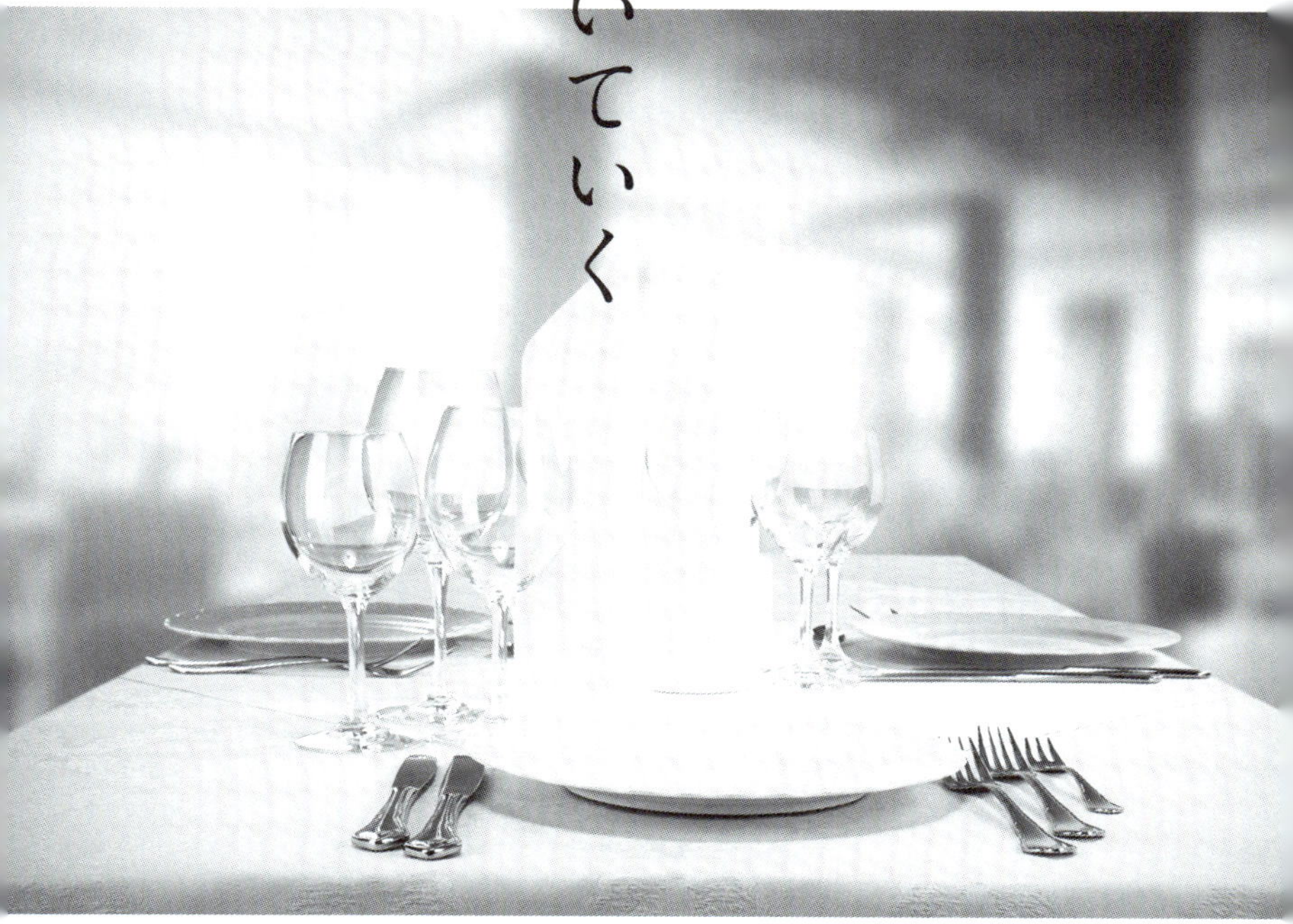

MENU

31

風邪対策は、大人の必須科目

お子様時代は、「風邪をひいたらかわいそう……」と思ってもらえた。その時代を引きずって、大人になっても風邪をひいたら同情してもらえると思い込んでいる人が多い。

だがこれは、完全に誤りである。

大人になってからの体調不良は、「悪」と見なされるのだ。

たとえば、一般社員が年に二度以上風邪で休むと、信用のできない「ダメ社員」との烙印《らくいん》を押される。

管理職がしょっちゅう風邪で寝込んでいたら、「無能」とされ、間違いなく降格する。

経営者が病気がちなら、「あの人はもうおしまい」と噂されて、人とお金が去って行く。

経営者といえば、私がサラリーマン時代に観た某テレビ番組で、こんなシーンがあった。

ある名経営者が多額の出資をした相手が、まさに「これから」というタイミングでガンになったことを本人から打ち明けられて、いきなりこう言い放ったのだ。

「本当にこれ冷たい言い方だけどもね。能力がないってことなんだよ。病気になるってことは。それを理解できないと経営者になっちゃいけないの」

優しい言葉をかけてもらえると思っていた相手は、ショックを受けてこう言い返す。

「やはりこういったような病気でも、能力がないうちの1つになるんでしょうか？」

経営者はそれに対して、こう答えた。

「だって、結果なんだもん。経営者ってすべてが。頑張りましたとかそんなの一切関係ないの。すべて結果なの。そういう運のない人間は経営者になっちゃいけないの」

結局、出資された相手は去って行き、経営者の大金は直接実を結ぶことなく終わった。

これに対する個人的な賛否両論《さんぴりょうろん》はあっていいが、最終的には、まさに経営者の言っている通りになった。

つまり、その経営者は善悪を凌駕《りょうが》した自然の摂理に則って生きており、結果として幸せな成功者となっているのだ。

翻《ひるがえ》って、あなたはどうだろうか。

病気になったら、「かわいそうな自分は大切にされて当然」と思ってはいないだろうか。

病気というのは、自然の摂理から逸脱《いつだつ》した生き方をしてきた証であり、恥ずかしいことだ。

大人になったら、自己の風邪対策くらいは万全にしておくのが、人生の必須科目なのだ。

Matome

自然の摂理に則って生きることによって、健康で幸せな人生送ることができる

MENU 32

病気になったら、これまでの食事を見直すチャンスだ

これまで病気になったことがないという人は、まずいないだろう。

私も病気になったことがある。

病気になったら反省しつつも、それを前向きにとらえて、これからの人生に病気を活かすことが大切だ。

厳しい言い方になるが、病気になるということは、これまでの生き方が根本的に間違っていたということだ。


その生き方の代表として挙げられるのが、ダントツで食事だ。


体内に入れるものが間違っていたら、確実に病気になる。

私たちは、体にいいものをいくらたくさん食べていても、体に悪いものを少し食べているだけで病気になるのだ。

当たり前のように食べているものに、体に悪いものが入っていると、あなたは当たり前のように病気になるということだ。

たとえばガンというのは、遺伝による病気ではない。

遺伝の要素も多少はあるだろうが、男性の60％、女性の40％はガンが死因ということは、全体の約半分が最終的にガンで死ぬわけだ。

私の周囲で、まだ若くしてガンで亡くなった人たちの共通点は、過度の飲酒と喫煙をしていたことだった。

大酒飲みとヘビースモーカーたちのほとんどが、舌ガン、食道ガン、胃ガン、肝臓ガン、肺ガンで亡くなっている。

あまりにも周囲に事例が多いので、「やっぱりな」「またか」と思うようになったくらいだ。

ここからもわかるように、人は天からお借りしている体を酷使《こくし》し続けると、その酷使した部分がガンになるのだ。飲酒と喫煙だけではなく、刺激の強い食べものが大好きだという人も注意が必要だ。

ガンだけの話ではない。

「最近どこか体調が優れないな」と感じたら、それは年齢のせいではない。**かなりの確率で、食事のせいなのだ。**

極端に安くて味が濃いものは、たいてい体に悪いものだと知っておこう。

安くて味が濃いものを10年食べ続けると、必ず顔色が悪くなり、お肌が荒れてくる。

Matome

食事を見直すことは、生き方を見直すことである

MENU
33

最後の晩餐《ばんさん》で、食べたいものを今から食べておく

あなたは、毎日本当に好きなものを食べているだろうか。

恐らく、何も考えずに何となく食事をしているはずだ。

そのままでは、あなたは何となくボーっとして人生を終えていくのは目に見えている。

あなたの人生を変えるために、ぜひ一度真剣にやってもらいたいことがある。


「最後の晩餐で食べたいもののリスト」を作るのだ。


ここは一つ、笑わないで真剣にリストを作成してもらいたい。

一度ではとても食べ切れない量でも大丈夫だ。

そして、そのリストに書いてあるものを、今から食べていくのだ。

騙されたと思って一度やってみると、これは本当に面白い。

最後の晩餐のリストには、ビフテキやキャビアなど、普段滅多に食べられない高級食材も列挙《れっきょ》されるだろうが、中には決して高級ではないけど、あなたが本当に好きなものも入っているはずである。

だから、お金がなくても今から食べられるというわけだ。


普段から最後の晩餐で食べたいものを食べていると、あなたは必ず幸せになれる

ことをお約束する。

何も考えずに、ただ何となく食べている時と比べて、まず表情が一変する。

なぜなら、「今日は大好きな○○を食べる」という明確な目標があるから、引き締まった顔つきになって、仕事にも打ち込めるようになるからだ。

「食事くらいで大袈裟な……」とあなたは思うかもしれないが、**食事というのは我々の人生の要《かなめ》なのだ。**

人生の要である食事を毎日楽しんでいる人間と、人生の要である食事を毎日疎《おろそ》かにしている人間とでは、生命力がまったく違ってくるのだ。

もちろん、年に何度かはビフテキやキャビアも食べればいい。

何かの記念日や自分へのご褒美として目標設定しておくと、それだけでもう人生に潤《うるお》いが出てくるのは間違いない。

私も最後の晩餐で食べたいものを、普段から食べている。

だから食事はとても楽しいし、物理的な栄養面のみならず、味や空気を楽しんで、確実にそれらすべてが自分のエネルギーになっている。

人生を楽しもうと思ったら、まず食事を楽しむことから始めるのだ。

Matome

本当に食べたいものを食べると、必ず幸せになれる

MENU
34

食べ放題は、結局損だ

私は大学時代、食べ放題の店が大好きだった。

運動部に入っていたこともあり、トレーニング終了後には嬉々《きき》として集団で食べ放題の店に駆け込んだものだ。

いくら安いといっても、やはり普通の学生食堂と比べたら値段は数倍だ。

だから、損しないようにと必死で食べたものだ。

お腹がはち切れんばかりに食べて、「元を取った」とお互いに自慢し合っていた。

ところがご存知のように、食べ放題は決して元が取れないシステムになっている。

仮にあなた一人だけが人間離れした食欲だったとしても、トータルの「(売上)―《マイナス》(原価)」では、キッチリと店の利益は出るようになっているのだ。

さて、本書で述べたいのはそうした経営の話ではない。

あなたの体にダイレクトに影響を与える、健康の話である。

食べ放題というのは、金銭的に元が取れないだけではなく、健康面でもあなたに損を与えるのだ。

あなたも、食べ放題で無理をしてまで食べた経験があればわかるだろうが、帰りの車の中では憂鬱にならないだろうか。

たいてい、「こんなに苦しい思いをするのなら、もう二度と食べ過ぎないようにしよう」と反省するはずだ。

中には、調子に乗って食べ過ぎたためにトイレに吐きに行く人や、お腹を壊してしまう人までいる始末だ。

翌日になると顔にニキビのようなものができるのは、それだけ内臓が悲鳴を上げている証拠なのだ。

これ以上説明するまでもなく、食べ過ぎというのはそれだけ我々の体に悪影響を及ぼすということなのだ。

もし、あなたが十人分食べたとしても、金銭的にはその瞬間得をしているかもしれないが、長い目で見たら確実に損をしていることに気づくべきだ。

なぜなら、あなたが大食いになったために肥満や糖尿病になれば、金銭的にも数千円では済まないし、それよりも人生の貴重な時間が大幅に失われてしまう。

たとえ今すぐには肥満や糖尿病にならなくても、**あなたが食べ過ぎたことによる代償《だいしょう》は、必ず体とお金で何倍も払わされるのだ。**

Matome

食べ過ぎは、あらゆる点でマイナスを生む

MENU 35

「外食は体に悪い」に根拠なし

あなたが独身で独り暮らしなら、こんなことを言われたことはないだろうか。

「食事はどうしているの？　外食ばかりじゃないの？　それで栄養は大丈夫？」

とりあえず自分に勝てるものが何もないから、心配するふりをして優位に立とうとする涙ぐましい努力である。

あるいは、あなたが既婚者なら、こんなことを言われたことはないだろうか。

「奥さんの手作り料理なら安心ね」

たいていそう言う相手は、奥さんの料理の腕前も知らないどころか、顔も名前も知らないものだ。

世の中には、何も考えずに「外食は体に悪い」と頭から決めつけている人が、何と多いことか。

たとえば、毎日新鮮な板前寿司を食べている人は、外食ばかりだから不健康なのだろうか。

そんなことはないはずだ。

寿司屋でも新鮮なサラダや煮物など出してくれるし、自分の健康状態を伝えれば薄味にしてくれる店は多い。

あるいは、デパ地下や自然食材を謳った弁当屋であれば、栄養も鮮度も申し分ないはずだ。

逆に、面倒臭がり屋の奥さんで、うっかりすると賞味期限切れの食材を平気で使い続けていたり、味の濃い料理ばかりを食べさせられたりしていても、旦那は健康なのだろうか。

あるいは、連日夕方まで遊び呆けていて面倒臭いからと、コンビニ弁当で間に合わせようとする奥さんもいると聞くが、それでは独り暮らしと同じかそれ以下ではないだろうか。

以上はすべて架空の話ではなく、ありのままの実話ばかりだ。

もちろん、ここで私は外食のススメをしたいわけでもなければ、独身のススメをしたいわけでもない。

「外食は体に悪い」には根拠なんて何もないという、ごく当たり前の事実を再確認したいだけなのだ。

仮に、あなたが独身で今は自炊する時間も余裕もないのなら、信頼できる行きつけの店を発掘してそこで食事をすることだ。

行きつけの店を複数発掘しておくと、その日の気分で食べるものを決められる。

仮に、あなたが既婚者で奥さんの手料理が危険だと気づいたら、信頼できる行きつけの店を発掘して「今日も遅くなるから外で食事を済ませるよ」と嘘をついてあげることだ。

もしあなたが専業主婦で料理が下手なら、ほぼ１００％の確率で夫に浮気されるだろう。

Matome

固定観念にとらわれず、しっかりとした食事をしよう

MENU
36

二流レストランの〝松〟コースより、超一流レストランの〝梅〟コース

たまには奮発していいものを食べようと、レストランに出かけることがあるだろう。

ところが、せっかく意気込んでレストランに出かけたのに、愕然《がくぜん》とさせられることはないだろうか。

値段の割には、おいしくない。

店員の接客態度が最悪だった。

理由は様々であろうが、せっかくの料理も台無しというものだ。

ひょっとしたら、あなたにとってこんなことは日常茶飯事かもしれない。

そんな現状を打破するためには、二流のレストランとは関わらないようにすることだ。

二流のレストランには、隅々まで二流のエッセンスが詰まっているからだ。

まず二流レストランに就職する人材は、レストラン業界でも二流の人材ばかりだ。

料理人も二流なら接客係も二流だ。

二流レストランでいくら〝松〟コースを頼んだところで、所詮《しょせん》二流には変わりはない。

二流レストランの〝松〟コースを頼むのは、究極の捨て金になるのだ。

これは、レストランに限らない。

ホテルでも、二流のスイートルームに宿泊するのは捨て金だ。

なぜなら、いくらスイートルームに宿泊しても、接客するのは二流の人材だからである。

私もサラリーマン時代には、やむを得ず二流ホテルと仕事をしなければならないことがあったが、プライベートでは絶対に宿泊したいとは思わなかったものだ。

裏で何をやっているか、何を言っているかの実態を知れば、きっとあなたも人間不信に陥るに違いない。

現に、これらのホテルでは偽装事件も次々と発覚し、「偽装ではなく誤表記です」と醜い言い訳をしていた輩もいる。

きっと本音としては、「自分たちは運が悪かっただけ」と思っているのだろう。

他の同類の二流ホテルでも、「アイツらは運が悪かった」と嘲笑《あざわら》っているに違いない。


レストランも、ホテルも、どうせ奮発するなら超一流にお金を払うことだ。

超一流レストランの〝梅〟コースは、二流レストランの〝松〟コースとほぼ同額だ。

超一流のデラックスダブルルームは、二流ホテルのスイートルームとほぼ同額だ。

ところが、前者は後者よりも遥かにお得だ。

なぜなら、その業界において超一流の人材が超一流のサービスを提供してくれるからだ。

Matome

食事においては妥協せず、超一流を選ぼう

MENU
37

成功者は、B級グルメの新規開拓が好き

超一流レストランでは、超一流の人材が超一流のサービスを提供してくれるという話はすでに述べた。

ところが現実問題として、どんなにお金持ちでもいつも超一流レストランで食べていては疲れてしまうし、いい加減飽きてくる。

そこで成功者の楽しみとなるのが、Ｂ級グルメの新規開拓なのだ。

ご存知のようにＢ級グルメといえば、安くて庶民的でおいしい料理のことだ。ランチならせいぜい２０００円以内、ディナーでも５０００円以内といったところだろう。

私がこれまでに出逢ってきた成功者たちは、かなりの割合でＢ級グルメに詳しかったものだ。

彼らは私をＢ級グルメ店に連れて行くと、早速ウンチクを語り始めたものだ。

「なぜ、この店がいいかというと……」

「自分だったらもっとここをこうする。なぜならば……」

「この価格設定は上手いと思う。とても自分にはできない……」

まるで機関銃のように分析が始まって、料理が届くと今度はおいしい食べ方についてのレクチャーが始まる。

彼らのその時の表情は、とても無邪気な子どものようで、そしてキラキラと目が輝いている。

そのたびに、つくづく私はこう思うのだ。

「彼らのこうした食に対する好奇心が仕事にも発揮されて、成功しているのだな」と。

超一流レストランには超一流の良さがあり、B級グルメ店にはB級グルメ〝ならでは〟の良さがあるのだ。

先日も、かれこれ十数年の付き合いのあるアパレル会社の経営者と、大阪の〝裏なんば〟でB級グルメのはしごをした。

私がサラリーマン時代から、彼には超一流レストランにもよく連れて行ってもらったが、B級グルメ店にも負けないくらいよく連れて行ってもらったものだ。

もちろん、私も彼が都内に来た時には同様にお返ししている。

二人とも、超一流レストランを楽しみながら、同時にB級グルメも心から楽しんでいる。

これら両極端をたくさん経験することによって、その間に位置する店のレベルも瞬時にわかるようになるから、結果として経営や業界の勉強にもなる。

Ｂ級グルメ店は、99％がただの三流だから、１％の当たりを見つけた感動は大きい。

Matome

成功者は、
食に対する好奇心も強い人が多い

MENU

38

本気でいい男をゲットしたければ、女性は料理の腕を磨いておこう

もしあなたが女性で、将来はこっそり玉の輿《こし》に乗りたいと考えているのなら、ぜひ料理の腕を磨いておくことだ。

もちろん、お金持ちには専属の料理人がいることも多いが、それでも料理の腕を磨いていると、料理の味やレベルがわかるようになるものだ。

親戚が集まってきて、何かの拍子《ひょうし》に台所を手伝うことになった場合、ふとしたしぐさから料理の力量は簡単にばれてしまうものなのだ。

たとえあなたが意識していなくても、こうした積み重ねがその人の格式を決定していくのだ。

いちいち声に出して本音を言ってくれる男性は少ないが、夫が妻に求めるものはたった二つだ。

それはセックスと料理である。

これら両方を満たしている妻は、絶対にいい男を虜にできるから、捨てられる心配はない。

どちらか一方を満たしている妻も、まだ大丈夫だ。

セックスか料理のどちらか一方を満たされれば、夫が妻を敬う理由があるからだ。

妻が女性としての魅力を維持していて、セックスによって快感を得ることができて癒されれば、夫は妻に対して一目置くものだ。

これは自然の摂理であって、あらゆる善悪の問題を超越する。

さて、綺麗事を抜きにすると、老化とともにセックスは衰えてくるから、最終的に残るのは料理である。

料理の腕は老化と関係なく、むしろ歳を重ねるごとに上達していく可能性が高い。

男性から言わせてもらうと、専業主婦でセックスをする魅力もない女性が料理の腕さえも未熟なら、もはや養う価値などどこにもないのだ。

専業主婦にもかかわらず、セックスも料理の腕磨きも怠っていると、夫に相手にされなくなり、愛に飢えて容姿も性格も荒んで醜くなる。

近所を歩いていると、こうした負け犬オバサンは一目見てわかるはずだ。

口角が下がって口が〝へ〟の字型に歪《ゆが》んでおり、鋭い目つきで日々欠点探しに明け暮れているからだ。

それを見てあなたは負け犬オバサンを嘲笑うのではなく、ヒヤッとすることが大切だ。

女性は料理の腕さえ磨いておけば、どこへ行っても生きていけるのだ。

Matome

料理の腕を磨くことは、大きな可能性を開くことになる

MENU

39

尊敬できない相手とは、食事をしない

食事は何を食べるかよりも、誰と食べるかが大切だ。

極端な話、尊敬できない相手と食事するくらいなら、独りで食べるか食事抜きのほうが遥かにマシだ。

私は新入社員の頃に、これに気づかされた。

当時、同じフロアには、おおまかに部長、課長、平社員がいた。

部長は、いつも別のフロアの部長たちと一緒に〝ちょっといい店〟に行くか、独りで颯爽《さっそう》とどこかに消えて行った。

課長は、同じフロアの他の課長たちと一緒にファミレスに行くことが多かった。

ランチ代としては、１５００円前後だろう。

平社員は、牛丼やハンバーガーを食べにファーストフードに行くことが多かった。

ランチ代としては、１０００円程度だろう。

ランチ代としては、５００円以内だろう。

ちなみに、同ビルの頂点には本部長（確か常務取締役）がいたが、彼はいつも自分の部屋に出前を取っていた。

だから、彼が食べる姿を見た人間はほとんどいない。

ランチ代としては、3000円前後だろう。

すでにお気づきのように、**人には明確な序列があり、食べるものにもランクがあるのだ。**

そして偉い人間はそうでない人間に、自分が食べる姿などむやみに見せない。

食べるという行為は、排泄《はいせつ》行為と同じく人の本能に関わるものだから、同じ空間でそれを見られるということは、格下の人間に〝同レベル〟だと勘違いさせてしまうからだ。

私のパソコンには、上司になりたての読者からしばしばこんなメールが届く。

「なぜか部下になめられます。一緒にランチをしたりお酒を飲んでコミュニケーションを取ったりしているのですが……」

もうおわかりだろう。

一緒に何かを飲み食いするという行為が、部下をつけ上がらせてしまっているのだ。

これはテクニックの問題ではなく、人間の本能の問題であり、自然の摂理なのだ。

私はサラリーマン時代に、部下とは数えるほどしか食事をしたことがない。

だから、決してなめられるようなことはなかった。
珍しく私から食事に誘おうものなら、深く感謝されたものだ。

Matome

食事は、人間関係にも深くかかわるものである

MENU

40

人生が空回りしてきたら、食事を変えてみることだ

「最近、人生の歯車がどこか狂っているな」

「このところ、何をやっても上手く行かないいな」

誰でも生きていればそんな風に感じて、自暴自棄《じぼうじき》になってしまうことがある。

ただ、その対処法を知っている人と知らない人の差は大きい。

もちろん、あなたには対処法をここでお伝えしたい。

人生が空回りしてきたら、あなたの食事を変えてみることだ。

私は冗談で言っているわけではなく、本気中の本気で言っている。

私自身も、これまで何度か人生の空回りを経験してきたが、それらすべては食事を変えることで乗り越えられた。

どうして私にそんなことがわかったのかといえば、大学時代に１万冊以上読んだ本と、これまで対話してきた人たちから、直接的にも間接的にもそう教わったからだ。

成功本や小説には、「人は食べるものによって人生が創られているのだ」と、様々な形で繰り返し述べられていた。

学生時代、本でそれを予習した私は、今度は社会人になってから出逢った人々にそれを問いかけ続けた。

その結果、喜怒哀楽あらゆる反応があったが、経験を積むにつれて「人は食べるものによって人生が創られている」という考えは正しいと確信した。

ポイントは〝今〟の食事を変えてみることだ。

ファーストフードづくしなら、しばらくファーストフードを卒業してみることだ。

肉ばかり食べていたのなら、魚を食べてみることだ。

野菜不足だと気づいたら、野菜を食べてみることだ。

最近外食ばかりだと思ったら、たまには自宅で食事をしてみることだ。

正直言って妻の手料理にはもうウンザリだというのなら、思い切って外食してみることだ。

〝今〟の食事を変えると、必ず何らかの結論が出る。

それは心地良い結論かもしれないし、不快な結論かもしれない。

だが、たとえどんな結論が出たとしても、〝今〟のあなたを変えるためには必要なパズルのピースだと考えるのだ。

食事を変えると、人生は変わるのだ。

Matome

食事は、あなたの人生を大きく左右する

千田琢哉著作リスト

（2016年2月現在）

『筋トレをする人は、なぜ、仕事で結果を出せるのか？』
『お金を稼ぐ人は、なぜ、筋トレをしているのか？』
『さあ、最高の旅に出かけよう』
『超一流は、なぜ、デスクがキレイなのか?』
『超一流は、なぜ、食事にこだわるのか?』

＜ソフトバンク クリエイティブ＞
『人生でいちばん差がつく20代に気づいておきたいたった1つのこと』
『本物の自信を手に入れるシンプルな生き方を教えよう。』

＜ダイヤモンド社＞
『出世の教科書』

＜大和書房＞
『「我慢」と「成功」の法則』
『20代のうちに会っておくべき35人のひと』
『30代で頭角を現す69の習慣』
『孤独になれば、道は拓ける。』

＜宝島社＞
『死ぬまで悔いのない生き方をする45の言葉』
【共著】『20代でやっておきたい50の習慣』
『結局、仕事は気くばり』
『仕事がつらい時 元気になれる100の言葉』
『本を読んだ人だけがどんな時代も生き抜くことができる』
『本を読んだ人だけがどんな時代も稼ぐことができる』
『1秒で差がつく仕事の心得』
『仕事で「もうダメだ！」と思ったら最後に読む本』

＜ディスカヴァー・トゥエンティワン＞
『転職1年目の仕事術』

＜徳間書店＞
『一度、手に入れたら一生モノの幸運をつかむ50の習慣』
『想いがかなう、話し方』
『君は、奇跡を起こす準備ができているか。』

＜永岡書店＞
『就活で君を光らせる84の言葉』

＜ナナ・コーポレート・コミュニケーション＞
『15歳からはじめる成功哲学』

＜日本実業出版社＞
『「あなたから保険に入りたい」とお客様が殺到する保険代理店』
『社長！　この「直言」が聴けますか？』
『こんなコンサルタントが会社をダメにする！』
『20代の勉強力で人生の伸びしろは決まる』
『人生で大切なことは、すべて「書店」で買える。』
『ギリギリまで動けない君の背中を押す言葉』
『あなたが落ちぶれたとき手を差しのべてくれる人は、友人ではない。』

＜日本文芸社＞
『何となく20代を過ごしてしまった人が30代で変わるための100の言葉』

＜ぱる出版＞
『学校で教わらなかった20代の辞書』
『教科書に載っていなかった20代の哲学』
『30代から輝きたい人が、20代で身につけておきたい「大人の流儀」』
『不器用でも愛される「自分ブランド」を磨く50の言葉』
『人生って、それに早く気づいた者勝ちなんだ！』
『挫折を乗り越えた人だけが口癖にする言葉』
『常識を破る勇気が道をひらく』
『読書をお金に換える技術』
『人生って、早く夢中になった者勝ちなんだ！』

＜PHP研究所＞
『「その他大勢のダメ社員」にならないために20代で知っておきたい100の言葉』
『もう一度会いたくなる人の仕事術』
『好きなことだけして生きていけ』
『お金と人を引き寄せる50の法則』
『人と比べないで生きていけ』
『たった1人との出逢いで人生が変わる人、10000人と出逢っても何も起きない人』
『友だちをつくるな』
『バカなのにできるやつ、賢いのにできないやつ』

＜藤田聖人＞
『学校は負けに行く場所。』

＜マネジメント社＞
『継続的に売れるセールスパーソンの行動特性88』
『存続社長と潰す社長』
『尊敬される保険代理店』

＜三笠書房＞
『「大学時代」自分のために絶対やっておきたいこと』
『人は、恋愛でこそ磨かれる』
『仕事は好かれた分だけ、お金になる。』
『1万人との対話でわかった 人生が変わる100の口ぐせ』
『30歳になるまでに、「いい人」をやめなさい！』

＜リベラル社＞
『人生の9割は出逢いで決まる』
『「すぐやる」力で差をつけろ』

千田琢哉著作リスト

（2016年2月現在）

<アイバス出版>
『一生トップで駆け抜けつづけるために20代で身につけたい勉強の技法』
『一生イノベーションを起こしつづけるビジネスパーソンになるために20代で身につけたい読書の技法』
『1日に10冊の本を読み3日で1冊の本を書く ボクのインプット&アウトプット法』
『お金の9割は意欲とセンスだ』

<あさ出版>
『この悲惨な世の中でくじけないために20代で大切にしたい80のこと』
『30代で逆転する人、失速する人』
『君にはもうそんなことをしている時間は残されていない』
『あの人と一緒にいられる時間はもうそんなに長くない』
『印税で1億円稼ぐ』
『年収1,000万円に届く人、届かない人、超える人』
『いつだってマンガが人生の教科書だった』

<朝日新聞出版>
『仕事の答えは、すべて「童話」が教えてくれる。』

<海竜社>
『本音でシンプルに生きる！』
『誰よりもたくさん挑み、誰よりもたくさん負けろ！』

<学研プラス>
『たった2分で凹みから立ち直る本』
『たった2分で、決断できる。』
『たった2分で、やる気を上げる本。』
『たった2分で、道は開ける。』
『たった2分で、自分を変える本。』
『たった2分で、自分を磨く。』
『たった2分で、夢を叶える本。』
『たった2分で、怒りを乗り越える本。』
『たった2分で、自信を手に入れる本。』
『私たちの人生の目的は終わりなき成長である』
『たった2分で、勇気を取り戻す本。』
『今日が、人生最後の日だったら。』
『たった2分で、自分を超える本。』
『現状を破壊するには、「ぬるま湯」を飛び出さなければならない。』
『人生の勝負は、朝で決まる。』

< KADOKAWA >
『君の眠れる才能を呼び覚ます50の習慣』

<かんき出版>
『死ぬまで仕事に困らないために20代で出逢っておきたい100の言葉』
『人生を最高に楽しむために20代で使ってはいけない100の言葉』
DVD『20代につけておかなければいけない力』
『20代で群れから抜け出すために顰蹙を買っても口にしておきたい100の言葉』
『20代の心構えが奇跡を生む【CD付き】』

<きこ書房>
『20代で伸びる人、沈む人』
『伸びる30代は、20代の頃より叱られる』
『仕事で悩んでいるあなたへ 経営コンサルタントから50の回答』

<技術評論社>
『顧客が倍増する魔法のハガキ術』

< KK ベストセラーズ>
『20代　仕事に躓いた時に読む本』

<廣済堂出版>
『はじめて部下ができたときに読む本』
『「今」を変えるためにできること』
『「特別な人」と出逢うために』
『「不自由」からの脱出』
『もし君が、そのことについて悩んでいるのなら』
『その「ひと言」は、言ってはいけない』
『稼ぐ男の身のまわり』

<実務教育出版>
『ヒツジで終わる習慣、ライオンに変わる決断』

<秀和システム>
『将来の希望ゼロでもチカラがみなぎってくる63の気づき』

<新日本保険新聞社>
『勝つ保険代理店は、ここが違う！』

<すばる舎>
『今から、ふたりで「5年後のキミ」について話をしよう。』

『「どうせ変われない」とあなたが思うのは、「ありのままの自分」を受け容れたくないからだ』

<星海社>
『「やめること」からはじめなさい』
『「あたりまえ」からはじめなさい』
『「デキるふり」からはじめなさい』

<青春出版社>
『リーダーになる前に20代でインストールしておきたい大切な70のこと』

<総合法令出版>
『20代のうちに知っておきたい お金のルール38』

千田《せんだ》 琢哉《たくや》

文筆家。

愛知県犬山市生まれ、岐阜県各務原市育ち。

東北大学ボディビル部出身。

同部では主将、東北学生連盟理事長を務め、選手としては全日本学生パワーリフティング選手権大会 100kg級第 2 位。

大学卒業後、日系損害保険会社本部、大手経営コンサルティング会社勤務を経て独立。

コンサルティング会社では多くの業種業界におけるプロジェクトリーダーとして戦略策定からその実行支援に至るまで陣頭指揮を執る。

のべ 3,300 人のエグゼクティブと 10,000 人を超えるビジネスパーソンたちとの対話によって得た事実とそこで培った知恵を活かし、“タブーへの挑戦で、次代を創る”を自らのミッションとして執筆活動を行っている。

著書は本書で 115 冊目。

●ホームページ：http://www.senda-takuya.com/

超一流は、なぜ、食事にこだわるのか？

2016年2月12日　初版発行
2016年2月13日　2刷発行

著　者　千田 琢哉

発行者　野村 直克
ブックデザイン　土屋 和泉
写　真　Getty Images/Shutterstock
発行所　総合法令出版株式会社
〒103-0001
東京都中央区日本橋小伝馬町15-18
ユニゾ小伝馬町ビル9階
電話　03-5623-5121(代)

印刷・製本　中央精版印刷株式会社

 ISBN978-4-86280-487-7

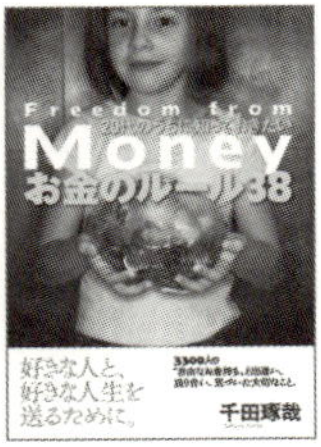

20代のうちに知っておきたい お金のルール38

千田琢哉／著　定価 1200 円＋税

20 代を中心に圧倒的な支持を得ているベストセラー著者が説く、「お金から愛される」ための大切な 38 のルール。短くてキレのある言葉にグサリと打ちのめされる読者が続出。

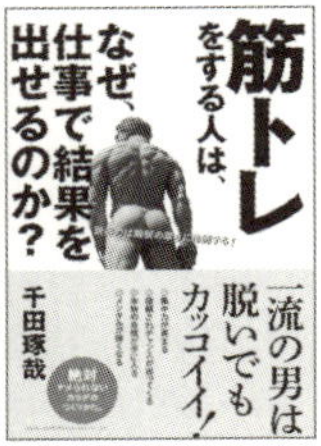

筋トレをする人は、なぜ、仕事で結果を出せるのか？

千田琢哉／著　定価 1200 円＋税

全日本学生パワーリフティング選手権大会２位の実績を持ち、体を鍛える多くのエグゼクティブたちと交流してきた著者が明かす、仕事で結果を出すための体を獲得する方法。

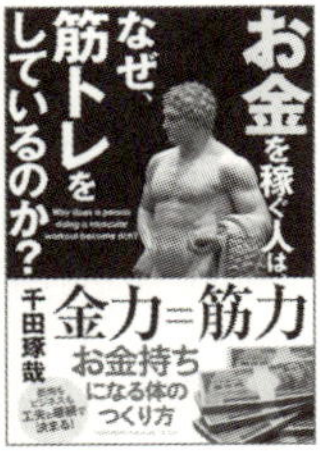

お金を稼ぐ人は、なぜ、筋トレをしているのか？

千田琢哉／著　定価 1200 円＋税

お金を稼ぎ続けるエグゼクティブは、体力アップがイコール収入アップにつながることがよくわかっているものだ。筋トレを通じて、肉体の進化とともに人生を飛躍させる方法。

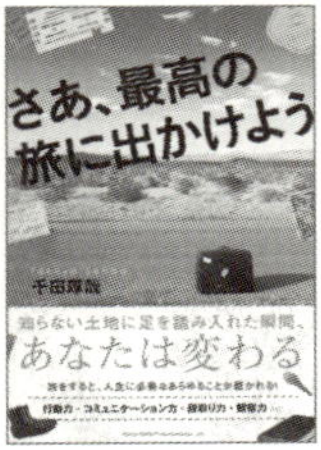

さあ、最高の旅に出かけよう

千田琢哉／著　定価 1200 円＋税

旅をすれば誰でも、生きている実感を全身の細胞で味わうことができ、新たな自分を獲得できる。旅を通して自らを磨いてきた著者が語る、旅の素晴らしさと、旅を通して自分を変えていく方法。

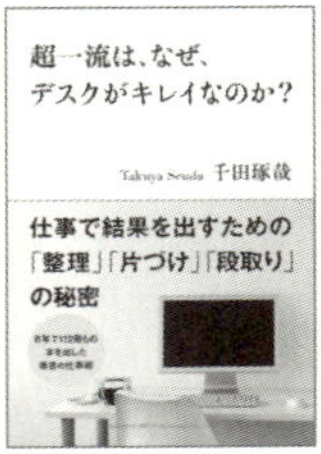

超一流は、なぜ、デスクがキレイなのか？

千田琢哉／著　定価 1200 円＋税

驚異のハイペースで圧倒的パフォーマンスを上げる著者が実践する、仕事で結果を出すための「整理」「片づけ」「段取り」の秘密。仕事に忙殺されてしまっている人は必読。